認知症ケアと日常倫理

everyday ethics

実践事例と当事者の声に学ぶ

鶴若麻理　那須真弓

編

日本看護協会出版会

はじめに

　本書は，バイオエシックス（bioethics；生命倫理）の分野では「ドラマチック」な倫理が焦点となりがちで，これまであまり注目されてこなかった「日常倫理」（everyday ethics）という視点から，認知症ケアの現場で起きている課題をとらえ直すことを目的としている。

　筆者が認知症ケアと日常倫理について関心を持ったきっかけは，聖路加国際大学で認知症看護認定看護師の養成に関わり始めたことにある。「認知症看護倫理」という科目の講義を担当し，認知症ケアについて受講生と話し合う中で，日常倫理を考え直す必要があると感じた。さまざまな場において，「認知症である」というだけで，人として当然，享受できるはずの生活，自由，権利が奪われていることに改めて気づかされ，筆者自身が，バイオエシックス（生命倫理）として取り組むべき課題だと考えたのである。

　本書では，さまざまな場において認知症ケアに関わる専門職に，現場で生じていることを題材とした実践事例を提供してもらい，認知症とともに生きる人の視点やその日常生活に主眼を置いて，日常に潜む倫理を明らかにしようと試みた。認知症当事者が，認知症だからと言って何かを強いられない，過度に観察対象とされない，安心して生活し，自由が守られ，痛みや苦しみが緩和され，その人固有の習慣や儀式が大切に扱われ，社会との関わりを持ち続けられる，そのような社会を目指すために本書はある。

　本書のタイトルを『認知症ケアと日常倫理』としたのは，「認知症ケアを通して日常倫理を考える」「日常倫理を通して認知症ケアを考える」という双方の視点を含めたかったからである。

　「日常倫理」とは，欧米のナーシングホームなどでの実践から，その日常の看護実践やルーチン業務にこそ倫理の課題が含まれていると問題提起されてき

た中から生まれた概念である。その歴史的経緯を踏まえて，本書では，病院，高齢者施設，在宅など，さまざまな場における認知症ケア，さらには，若年性認知症に関わる課題を取り上げた。また，本書では認知症ケアを題材にしたが，「日常倫理」という概念は，それ以外のさまざまな医療・看護領域でも活用可能ではないかと考えている。

　本書が，さまざまな立場で認知症ケアに関わる方々にとって，「日常倫理」に関する着眼点や思考のプロセスを言語化し，新しいケアアプローチを考える糸口となることを願っている。

2023 年 11 月

鶴 若 麻 理

執筆者一覧

編集／第1章・第3章執筆

鶴若　麻理　聖路加国際大学大学院看護学研究科生命倫理学・看護倫理学分野教授，
同大学公衆衛生大学院兼任教授

那須　真弓　亀田医療大学看護学部老年看護学領域講師／
摂食嚥下障害看護認定看護師，老人看護専門看護師

第2章執筆（執筆順）

那須　真弓　（前掲）

吽野　智哉　医療創生大学国際看護学部講師／看護師，保健師

那須　直史　森山記念病院リハビリテーション科／理学療法士

小幡　茂人　森山記念病院リハビリテーション科療法士長／作業療法士

山隈　岳大　座間総合病院地域包括ケア病棟，湘南鎌倉医療大学大学院博士前期課程／
看護師

宇野澤千尋　聖路加国際大学大学院看護学研究科生命倫理学・看護倫理学分野
博士後期課程／看護師

藤田　　愛　北須磨訪問看護リハビリセンター所長／看護師，介護支援専門員

齋藤　尚子　聖路加国際病院内科病棟／認知症看護認定看護師

鈴木真理子　グループホームハートハウスもいわした／老人看護専門看護師

南　　琴子　昭和大学横浜市北部病院メンタルケアセンター高齢者・認知症病棟／看護師

佐伯　恭子　千葉県立保健医療大学健康科学部看護学科講師／看護師

加藤　　希　中央パートナーズ株式会社代表取締役，東京ひかりナースステーション所長／
看護師，介護支援専門員

吉住真紀子　株式会社ケアーズ坂町ミモザの家管理者／看護師，介護支援専門員

高野真優子　聖路加国際病院内科病棟ナースマネジャー

小橋　章人　聖マリアンナ医科大学病院認知症疾患医療センター／認知症看護認定看護師

（2023年11月現在）

目　　次

第1章

なぜ日常倫理に
everyday ethics
注目するのか

1-1 本書で使用する「日常倫理」(everyday ethics) という言葉について

●1 「日常に潜む倫理」とは

　本書は，"everyday ethics" を「日常倫理」と訳し，認知症当事者が暮らす，あるいは療養する場での看護職らによる実践事例から，日常に潜む倫理，つまり日常倫理を考えることがテーマである。日常倫理というのは，日々の生活の中で他者等といかに暮らし，どう関わっていくかということそのものであり，個人が毎日の生活で経験することの一部と筆者は考えている。

　本書では，「日常倫理」という言葉に，「認知症当事者の日常に潜む倫理」と「ヘルスケア関係者の日常実践に潜む倫理」という2つの側面があるととらえている。なお，本書の第1章と第3章では，認知症ケアに従事する人々を「ヘルスケア関係者」と表現する。

　第2章で示される実践事例は，後者の「ヘルスケア関係者の実践」というそのケアの営みの中から，前者「認知症当事者の日常に潜む倫理」を考えている。本書の実践事例は，認知症当事者が自ら語っているわけではないため，当人の視点によるリアルな日常や，「認知症当事者の日常に潜む倫理」を直接考えているわけではない。また，認知症当事者による著作[1-4]は増えており，本人の視点による日常はいろいろと語られているため，それは他書に譲りたい。

　ヘルスケア関係者が，認知症当事者にとって何がよいことなのか，どうすべきかと悩む——つまり，倫理を考えるときには，認知症当事者の権利，自由などが守られていない，害が及ぼされているなどの状況がある。その状況を，認知症当事者にとっての日常や日常生活という観点から，とらえ直すというのが本書の意図である。

　ただし，認知症当事者のリアルな日常という観点を補完する意味で，第2章各節の末尾には，計11点のコラム，"Voice" を掲載している。編者らが，日常生活について認知症当事者や介護者にヒアリングし，筆記したものである。

●2 認知症当事者の日常を，ヘルスケア関係者の実践からとらえ直す試み

　詳しい分析は第2章と第3章に譲るが，「ヘルスケア関係者の実践」という

そのケアの営みの中から，認知症当事者の日常をとらえ直すという試みを具体的に伝えるために，第2章の事例から少し説明したい。

2-3節の事例7を見てほしい。認知症高齢者が家族との連絡用などに，携帯電話を日常的に使用していたにもかかわらず，入院するやいなや，看護師は，「紛失するおそれがある」と家族に相談し，携帯電話をナースステーションで管理することにした。家族もまた，「他人に迷惑がかかるから」と，その管理に同意している。このような対応は，この認知症高齢者の日常から見てどうとらえられるだろうか。携帯電話を身につけ，操作するのが本人にとっての日常であり，毎日の生活に欠かせないものであった。そのため，携帯電話を探すために本人は歩き回り，一方，看護師は，本人が立ち上がるたびに鳴り響くセンサーへの対応に追われてしまっている。

これは，本書に収載されている豊かな実践事例のエピソードのごく一部にすぎないが，このように，さまざまな場において，「認知症であること」を理由に，いとも簡単に認知症当事者の日常が脅かされてしまうのである。

「認知症であること」それ自体が大きな課題，医療・看護・介護上の問題として扱われていること，また，認知症であるという理由で，本人が本来持っている力や本人にとって大切なことが過小評価される，見過ごされる，それゆえ本人に不利益をもたらす。さらには，人権に関わる問題にまで発展している。ヘルスケア関係者自身に認知症への偏見や差別感情があるゆえ，そのことがケアに影響を与えている場合もあるし，認知症になると何もわからなくなる，理解できないはずだという先入観や，当事者の行動が自分たちにとって許容可能なものかどうかという判断が重視されるなど，ヘルスケア関係者，病院・施設などの都合によって，当事者にとっての「当たり前の日常」はどこかに押しやられてしまっている。

本書では，認知症当事者の日常として，食，排泄，入浴，施設でのアクティビティ，日常の行動，生活の楽しみ，生活習慣，仕事，生活する場所，最期に過ごす場所などを例にしながら，認知症当事者の日常が脅かされている現実に焦点を当て，認知症当事者の観点から，どうあるべきなのか（倫理）を考えていきたい。

1-2 　「日常倫理」の定義からの考察

● 1 　歴史的経緯

「日常倫理」は，1990 年代からナーシングホームなどの長期的な療養の場において，高齢者ケアの倫理を考える際に用いられてきた表現である。欧米の文献では，ナーシングホーム[5-12]，アシステッドリビング[13-15]，認知症のデイケア[16]，在宅ケア[17] の場においては，治療からケアにシフトし，高齢者の日常生活の中での人との関わりの中にこそ倫理的課題があり，高齢者が暮らす長期ケア施設での入居者の日常の倫理を考えることの重要性が指摘されてきた。なお，海外と日本とでは諸制度が異なるが，ナーシングホームは，介護に加えて24 時間の看護体制と看取りケアを含む施設，アシステッドリビングは，介護付きの有料老人ホームのイメージである。

Kane と Caplan[5] は，"Everyday Ethics：Resolving Dilemmas in Nursing Home Life" において，"everyday ethics" という言葉を使っている。いくつかの論文では，Kane と Caplan が初めてこの言葉を同書で使い，その後，ナーシングホームのような長期ケア施設を中心としつつ，他の文脈でも使用されるようになったものの，日常倫理の概念は十分定義づけられてはこなかった，と言われている[8, 18, 19]。「他の文脈」とは，病院でのケア[20]，医学教育[21]，看護師のストレス[22]，看護師のモラルディストレス（道徳的苦悩）との関連性[23]などである。

Kane と Caplan[24] は，"everyday ethics" の概念を，ナーシングホームの入居者にとって日々の「普通」の出来事であるとし，ナーシングホームという施設文化と，入居者の視点，および入居者の行動を決める個人の慣習・価値の間での対立や不一致によって生じる，入居者の自律性に関わるものとしている。たとえば，ルームメイトとの間で生じること，個人の慣習，食事，施設内での個人や公共の空間でのことなどである。「普通」（ordinary）という点を強調し，生死に直結するような特別な問題ではなく，入居者が日常生活を営む中で，スタッフや他の入居者などの他者との相互行為において生じるものであるとも説いている。つまり，日々の入居者による毎日の選択や決定にまつわることも含まれると言えよう。

"everyday ethics" の定義はさまざまであり，定義はなされていない論文もある。定義としては，たとえば，毎日生じるような倫理的問い[18]，毎日のルーチンの出来事で，看護師が関わるヘルスケアの大部分を占めているもの[25]，ベッドサイドのケアで生じていること[20]，認知症デイケアで生じる毎日のルーチンや活動で生じること[16]，公式な倫理のガイドラインの外にあるもので毎日の臨床で生じる道徳的価値に関わること[26]，日々出会うさまざまな場面において個々人の尊厳を考えること[27] などがある。

「普通のこと」「頻繁に起こる」「ルーチン」ということがキーワードであることは明らかである。一方，「ベッドサイドのケアで生じる」というように，かなり漠然としたものもあることが見て取れる。

● 2　本書における定義

倫理は，「人が行動する際の判断の模範となるもの」（規範）である。実際には「○○すべきだ」「○○してもよい／してはならない」という行動などの規範となる判断，「○○するのはよい／悪い」という価値を含んだ判断として言い表される。私たちが社会生活を営む上では，人ないしは社会との何らかの関わりがあり，このような規範や価値が常に問われている。医療・看護・介護の実践現場でも人と人とが関わり合う中でのあるべき行動が問われている。

本書では，「日常倫理」とは，認知症当事者が生活や療養（入院を含む）の場で，他者等と暮らす毎日の生活で生じる，どうあるべきか，何がよいことなのかという倫理的問いとする。つまり，日常倫理とは，私たちが日々いかに暮らし，他者とどう関わっていくかということに対する人の価値（何が大切か）に関わることであり，本書では特に，認知症当事者の生活・療養（入院を含む）の場に焦点を当てる。

1-3　バイオエシックス（生命倫理）の議論から見た日常倫理

● 1　バイオエシックス（生命倫理）とは

1960 年代後半から，アメリカでさまざまな人権運動や市民運動（社会的・経済的・政治的，人種による不公正に関わるもの）が起こる中，医学の進歩に

よる弊害や，いのちを尊重しない医療や研究に関する問題が顕在化し，それま
で当たり前とされてきた生命に関する価値観が問い直され，いのちを守り育て
る運動が生じた。バイオエシックス（bioethics；生命倫理）は，そうした運動
をルーツに持つ[28]学問として生まれた。「生命諸科学とヘルスケアの領域にお
ける人間の行為を，道徳的諸価値や諸原理に照らして吟味する体系的研究」と
定義され[29, 30]，1つの学問だけでなく，いくつかの学問にまたがる学際的な
学問分野であることが特徴である。

●2 「ドラマチックな倫理」と日常倫理

　バイオエシックス（生命倫理）の成立（1960年代後半〜1970年代）におい
て問題となってきたことは，「ドラマチックな倫理」に関連するものであった
という[19, 31]。「ドラマチックな倫理」と同じような意味として，「ネオン倫理」
（ネオンのように派手な），「フラッシュ倫理」（カメラのフラッシュのように強
烈に輝く）という表現も用いられている[31]。

　ドラマチックな倫理とは，医科学技術の進展に伴い，生と死に関わる生命倫
理の問題群に対して，その是非や行動のあり方を考えるもので，臨床現場では
毎日生じるような類のものではない。たとえば，安楽死や幇助自死を認めるべ
きか，ゲノム編集で生殖細胞への人為的介入により人体改造に踏み込んでよい
のか，人工呼吸器を中止すべきかどうかなどに関することである。

　アメリカでのバイオエシックス（生命倫理）の誕生に関連したドラマチック
な倫理の問題として，人体実験，遺伝子工学の技術革新に伴う人間への遺伝子
操作，新生児の治療中止，脳死からの臓器移植，医師による死の介助，人工呼
吸装置を中止することの是非，などがあげられている[32-35]。ジョンセン[35]の
『生命倫理学の誕生』の章の見出しも，「第5章　危険な実験——人を被験者と
した研究の倫理」「第6章　生命のつぎはぎ——遺伝学と倫理」「第7章　現代
医学の驚異——臓器移植と人工臓器の倫理」「第8章　誰が生き残り，誰が死
ぬか？——死と死に行くことの倫理」というように，まさに「ドラマチック」
という表現が合致する類のものである。

　特に，治療の中止をめぐっては，通常の医療行為と通常ではない医療行為[36]
という区別も用いられ，通常ではない医療行為の是非，つまりはドラマチック

な倫理についての議論がなされてきた。

　表は，日常倫理の問題とドラマチックな倫理の問題を比較したものである。両者の具体的な違いがよくわかるだろう。

●3　バイオエシックス（生命倫理）と日常倫理

　以上のように，バイオエシックス（生命倫理）の成り立ちは，多くの部分，ドラマチックな倫理に関連するものであった。一方，その展開の中では，日常的な倫理の問題が取り上げられなかったのかと言うと，そうではない。病院をはじめ専門化された医療における，非人間的な医療やケアの文化があること[37]，日々のケアにおいて患者の権利を尊重し，擁護する必要性[38, 39]が指摘されている。

　Mitchell[31]は "everyday ethics" という言葉を用い，バイオエシックス（生命倫理）はもとより看護倫理でもドラマチックな倫理が取り上げられているが，もっと看護師が日々の実践で直面する倫理を考えることが必要であると説いている。たとえば，家族が患者の死に向き合えるように，家族をどう支え

表　ドラマチックな倫理の問題と日常倫理の問題

ドラマチックな倫理の問題	日常倫理の問題
・「特別な」「高度なテクノロジーによる」あるいは生命を脅かす介入に焦点化 ・急性期ケア／高リスクの場面で生じる	・「日常生活」や「普通の」ヘルスケア，サービスに焦点化 ・急性期ケアではない／低リスクの場面で生じる
・あまり生じない ・メディアや世間で脚光を浴びる ・高度な医科学技術による研究や革新的ケアに関連	・よく生じる ・メディアや世間での関心は低い ・日常のヘルスケアでいつも生じるもので，ルーチンのケア
・倫理的観点から関心が高く，バイオエシックス（生命倫理）においても注目される	・倫理的観点から関心は高くはなく，バイオエシックス（生命倫理）においての注目は限定的
・「倫理的ジレンマ」としてよく表現される	・「倫理的ジレンマ」ではなく，「苦悩」や「モラルディストレス」などと表現される
・倫理原則に基づいた分析に対する関心が高い（例：原則主義，決疑論）	・文脈に関連した倫理理論に関心が高い（例：フェミニスト倫理，プラグマティズム，ナラティヴエシックス）

（文献[19]，p. 120 をもとに鶴若作成）

ればよいか，何と言うべきか，たとえリスクがあっても患者に食べさせてみるべきか，嘘をつかずに患者に希望を持ち続けてもらうにはどうすべきか，などである。

　日常倫理という言葉は使っていないが，リードとグラウンド[40]は『考える看護』において，「持続する倫理」という表現を使い，看護実践との関連性に言及している。延命治療の中止や差し控えなど，特有なジレンマを生じる問題，つまりドラマチックな倫理の根底に常にあり続ける，持続的で日常的な倫理に看護師は関心を向けているという。たとえば，これ以上の治療をすべきかどうか検討が必要な患者においても，その患者が最後まで1人の人格を備えた人間としてどう扱われるべきかという類のものに看護師は向き合っていると説いている。この「持続する倫理」という概念も，日常倫理に通じるものがあろう。

　日常倫理に関する論文は，看護師の経験に焦点を当てたものが多く，次いで専門職の倫理教育に関連したものが多い[19]。

　日本では，手島[41]による『これからの倫理と看護』において，「日常倫理」の解説で，患者中心のケアの価値を組織の中で醸成していくことは，日常倫理を考えることにつながると指摘されている。認知機能の低下した高齢者への個別性に配慮した着替えの場面（本人にいくつかの着替えの選択肢を提示しながら支援していく）を用いて，常に患者（人）の権利とニーズを尊重し，擁護することが倫理的看護実践において不可欠であると説いている。拙著『看護師の倫理調整力』[42]においても，ヘルスケアで生じる日常の倫理的課題に関心が集まっており，看護実践において重要な視点であるとして，日常倫理の概念は紹介している。

　先に，日常倫理の定義はこれまで漠然としていたと述べてきたが，ドラマチックな倫理も，高度医療，テクノロジー，侵襲性の高い医療との関連は想像できるものの，それほど綿密に定義されてきたわけではないことも指摘されている[19]。

　このように日常倫理は，ドラマチックな倫理と対比する形で，その重要性が指摘されてきた。バイオエシックス（生命倫理）では，人の生死に関わることではなく，日常的によく生じるということで，見過ごされ，注目されてこなかったが，日常倫理は，広くヘルスケア領域において人と人との相互作用の中

で，規則的，あるいはルーチンでよく生じている問題を網羅するものであろう。Kane と Caplan[24] は，ナーシングホームにおいて日常で問題になるルーチン（routine），規則（regulation），機会の制限（restricted opportunity）を"3R" と呼んでいる。本書は，その規則やルーチンに光を当てて議論したい。

1-4　長期ケアの場と日常倫理

● 1　ナーシングホームにおける日常倫理

Schuster[6] は，ナーシングホームでは，日常生活での入居者の好みやニーズよりも，スタッフないしは施設の都合が優先されることがあると指摘し，入居者の自律性や日々の自己決定の権利を守ることの必要性を述べている。認知機能のレベルによって，入居者に何かを決定する能力がないと判断すべきではなく，その決定する能力は，急性疾患，疲れ，環境などによって常に変動するのであり，重要なのは，その人が独立した存在として機会が与えられていることであるという。また，ナーシングホームでの入居者の日常を考えると，人的資源の削減や効率性の重視によって，入居者のニーズが軽視される場合があると説いている。たとえば，人的資源が足りないために，入居者の自律性が重視されず，管理する方向に向いてしまい，逆に入居者の依存度を高めてしまうこともある。入居者は1人の存在としてとらえられるべきであるが，施設全体の集合としてのニーズととらえてしまい，個々のニーズに配慮されず，そのことがスタッフの対応方法を画一的にしてしまうと指摘している。

Powers は，"Nursing Home Ethics"[9] および日常倫理に関する論文[8, 13] において，"everyday ethics" を4つに分類している。ナーシングホームやアシステッドリビングの入居者への調査から，① 個人のインテグリティ（全体性）を守る，② コミュニティの規範や価値を明らかにする，③ 介入の限界を学ぶ，④ 観察や制限の文化を検討する，に分け，特に長期ケア施設では，入居者一人一人の個人のインテグリティ（全体性）や，個人の属しているコミュニティの規範や価値を明らかにしていくことが重要で，それが倫理的実践につながると説いている。また，施設においては，さまざまな介入がなされるが，それぞれの限界を見極めること，観察や制限の文化がつくられてしまうが，その文化

自体を検討していくことが必要だろうと指摘している。

　さらに，日常倫理を考えるには，倫理的環境を整えることが重要で，どのような生活環境であるかは，人々の価値や葛藤を生み出し，その場でのコミュニケーションや態度に影響を及ぼすという[10]。また，看護管理者が倫理的リーダーシップ発揮し，倫理的な環境を実現するには，日常倫理に配慮すべきであることが指摘されている[12]。

●2　アシステッドリビングにおける日常倫理

　アシステッドリビングでの日常倫理に関する論文は，ナーシングホームと比べると少ないが，ここで生活する人にはナーシングホームより自立度が高い人が多いため，入居者が日常生活を送る上で，コミュニティとの関わり合いを保つことや，プライバシーへの配慮が，日常倫理としてよく取り上げられている[13-15]。

●3　病院における日常倫理

　本書の第2章で示す実践事例では，特別養護老人ホームや有料老人ホームなどの施設だけでなく，病院という場も取り上げている。その理由は，家や施設から，何らかのイベント，たとえば持病の悪化，骨折などで入院する認知症当事者が多いためである。入院は，一時的なことであることが多いため，認知症当事者にとって病院は，非日常空間であり，「住処（すみか）」とは言えず，本節に掲げる「長期ケアの場」とは限らない。しかし，一時的であるにせよ，そこで日常生活を営むわけであり，その日常に潜む倫理を考えたいと思ったのである。

　なお，病院における実践事例でも，「ドラマチックな」高度医療に関することと言うよりは，認知症当事者が入院した際によく直面するような事象をとらえている。

1-5　認知症ケアと日常倫理の関係性

●1　認知症ケアと日常倫理を関連づけて考察する理由

　なぜ認知症ケアと日常倫理を関連づけるのか。これまでに述べたように，

「日常倫理」という言葉が用いられてきた主たる文脈はナーシングホームという場であり，必ずしも認知症当事者や認知症ケアには焦点化していなかった。一方，「日常倫理」という言葉は用いていないが，認知症ケアにおいては，法的観点も含めて，倫理を考える重要性が議論されてきた[43, 44]。箕岡[45]は，認知症当事者を1人の生活者として尊重し，ともに生きていくため，「認知症ケアの倫理」（ethics of dementia care）を提案し，日常ケアに多くの問題があっても，ありふれた日常ケアの現実，あるいは介護技術上の問題だと認識されてきたことを指摘している。

　認知機能が障害されるという認知症の特徴によって，認知症当事者のニーズよりも，介護者やヘルスケア関係者のニーズが優位となってしまう現状が顕著に見られる[46-51]。加えて，ヘルスケア関係者側が認知症当事者の行動を管理する視点が強化されやすくなる。このこと自体，当事者側の人としての尊厳や自律性について疑義が生まれ，倫理として考えるべき点になる。実際，Moody[50]は，ヘルスケア関係者は認知機能の低下や脆弱な身体を有する当事者に対するケアをめぐってあらゆるパターナリズムについて意識していく必要があると指摘している。

●2　認知症ケアにおける倫理的課題と関連する概念

　筆者が，認知症看護認定看護師養成コースの「認知症看護倫理」という科目の講義の中で，認知症ケアにおいてどのようなことが倫理上の課題となるかを，認知症ケアに従事する看護職の受講生にあげてもらった際，大きく次の3つに分けられた[52]。

　1つ目は，判断能力の低下に関わる問題。たとえば，本人への説明が十分に行われない，一方的な説明で「同意を得た」とする，本人が理解するまでには時間がかかるのにその時間をとらない，決定したことを本人に事後報告する，キーパーソンを医療者側の視点で決めてしまう，本人にケアやアクティビティを断る権利や施設でのルーチンを拒否する権利が守られていない，1日の流れが病棟の都合で決められ，本人の生活リズムが考慮されない，などである。

　2つ目は，人としての尊厳に関わる問題。たとえば，認知症への偏見や差別がある，子ども扱いをする，認知症の診断名があるだけで入院を断る，「あの

人は認知（症）だから」と片づける，医療者側に先入観や苦手意識があり敬遠
してしまう，施設の都合により退院させてしまう，差恥心への配慮が不足して
いる，男女混合の居室でも特に問題とされない，失禁があるとすぐオムツにす
る，本人にはトイレで排泄する意思があってもベッド上で排泄するように言
う，などである。

　3つ目は，行動の制限の問題。たとえば，部屋や自宅に鍵をかける，身体拘
束が常態化している，ナースステーションでの見守りや監視，スピーチロック
（言葉による拘束），ドラッグロック（薬剤による拘束）が横行している，など
である。

　以上より，認知症ケアを含め，広く高齢者ケアの場で，日常的に生じる倫理
に関する問題は，自律性[53-56)]，プライバシー[56, 57)]，インテグリティ（全体
性）[58, 59)]の概念に関係していると分析できる。以下，これら3つのキーワー
ドをもとに詳しく見ていこう。

（1）自律性

　ここで言う「自律性」とは，施設に入居している高齢者が，食べること，着
替えること，自由に動くことなど，日常を送る中でちょっとした選択に関連し
たことを示している。長期療養の場である施設では，その選択が容易に奪われ
てしまうことがある。

　長谷川ら[60)]は，このように述べている。

　「『こうしましょうね』『こうしたらいかがですか』などと，自分からどんど
ん話を進めてしまう人がいます。そうすると認知症の人は戸惑い混乱して，自
分の思っていたことがいえなくなってしまいます。『こうしましょう』といわ
れるとほかにしたいことがあっても，それ以上は何も考えられなくなってしま
う。それは人間としてあるべき姿ではない。だから『今日は何をなさりたいで
すか』という聞き方をしてほしい。そして，できれば『今日は何をなさりたく
ないですか』といった聞き方もしてほしい」

　つまり，自律性は，人として持ちうる権利を当然のこととして認めることで
あり，日常の生活の中にこそあるのである[27)]。

　Hillman[61)]は，イギリスのメモリークリニックでの認知症当事者と医師との

診察場面を観察し，当事者の社会・文化的背景や，歴史を踏まえたその人の道徳規範を大事にすることこそが自律性の尊重につながると指摘している。

Elander ら[62]は，施設に入居すること自体，高齢者は自律性が低下した感覚にとらわれると指摘している。

(2) プライバシー

プライバシーについては，施設で暮らす高齢者にはきわめて重要で，大切に扱われなければならないと指摘されてきた[56, 57]。特に自律性が低下してきた高齢の入居者にとっては，日常のケアにおいて身体に触れられるなど，私的領域に看護師や介護職が介入してくることが多いからである。そのため，私的領域が大切にされ，個人的な活動が支援される必要がある。

(3) インテグリティ（全体性）

インテグリティ（全体性）は，本人の尊厳，自分で決めること，個人の考え，私的空間や財産，文化・慣習などを大切にすることと関係している[58, 59]。たとえば，洗顔，排泄，食事が時間で決められ，個々の身体的なニーズに応答していないなどは，高齢者の身体のインテグリティ（全体性）を害することであり，ケアへの依存度が高い人ほど，注意深く守られるべきものであるという[58, 59]。

Teeri[63]は，フィンランドの長期ケア施設の入居者，家族，看護師を対象に倫理的課題に関するインタビュー調査をし，インテグリティ（全体性）に，心理的，社会的な観点を加えている。高齢者の心理面のインテグリティ（全体性）を害することとして，攻撃的で侮蔑的なケア，本人の自己決定を尊重しないこと，情報の欠如などがあり，さらに高齢者の社会面のインテグリティ（全体性）を害することとしては，施設内での孤独，外界からの疎外をあげている。

● 3 認知症ケアの根本に据えられるべきこと

自律性，プライバシー，インテグリティ（全体性）について，高齢者自身に危機が生じるのは，2つの要因があると言われている[18]。

一つは，長期ケアの場は病院と異なり，高齢者にとってまさに日常であり，

そのためにケアがルーチン化していき，パターナリズムを促進することになりやすいこと。

　もう一つは，人が高齢になることに関連した要因で，視力が低下したり，耳の聞こえが悪くなってきたりすることなどである。これらによってどうしてもその人の自律性が制限されてしまうことがあるからである。

　認知症の本質は「暮らしの障害」であり，それまで当たり前のようにできていた「普通の暮らし」ができなくなっていくのが特徴である[64]。それゆえ，その普通の暮らし，まさに当事者の日常を大切にすることが，ケアの根本に据えられるべきであり，だからこそ，日常倫理が問われると，筆者は考えている。

1-6　プロフェッショナリズムと日常倫理

● 1　専門職業人の倫理

　プロフェッショナリズムと日常倫理の関係性についても見ていきたい。

　「プロフェッション」とは，専門職業人を指し，「プロフェッショナリズム」とは，それに「イズム」（ism）をプラスした，「専門職業人の行動の規範」とも言うべきものである。「専門職倫理」と呼ぶ場合もある。古く，プロフェッション（専門職業人）とは，聖職者，医師，弁護士とされてきたが，現代では，さまざまな専門分野への広がりがある。

　向原[65]は，特に医療のプロフェッショナリズムを以下のように定義している。

　「医療におけるプロフェッショナリズムとは，理想とする医療のかたちとその提供方法，そのために医療専門職に求められる価値観とそれに関連した能力および具体的な診療・教育・研究活動を社会に宣言すること，そしてその実現へ向けて個人，チーム，組織として行動し，社会からの信頼を得ることである」

　本書の第2章に収載した実践事例は，看護職（看護師，保健師）とリハビリテーション職（理学療法士，作業療法士）が執筆しているが，いずれの職種も，「倫理綱領」を有するものである（看護職に関わるものについては後述）。倫理綱領とは，それぞれの専門職がクライアントと社会に対して職業上の倫理

的責任を明らかにし，表明するものであり，上記定義に示されたプロフェッショナリズムの遂行を約束するものと言える。

● 2　専門職と日常倫理

　日常倫理とプロフェッショナリズムとの関連が，いくつかの文献で触れられている。

　たとえば医師は，プライマリーヘルスケアの場面や外来診察などの日ごろの患者との関係の中にこそ日常倫理を考えるべき時間があり，それは専門職として重要なことであるとされている[21, 66, 67]。また，日常倫理は看護実践の中心であり，専門職として守るべきもので[68]，作業療法士も同様に，作業療法を通した日常の倫理的課題に目を向け，専門職として本人の利益になるよう意思決定を支援する必要性があると指摘されている[69]。

　このように，プロフェッショナリズムにおける日常倫理の重要性とクライアント（患者や利用者）への責務が指摘されてきた。

　2021年，国際看護師協会（International Council of Nurses；ICN）[70]，日本看護協会[71]が，ともに看護職に関わる倫理綱領を改訂した。

　日本看護協会[71]の「看護職の倫理綱領」を見ていこう。

　1～6項，16項は，患者の権利を明らかにし，看護実践の責務を述べている。7～15項では，看護専門職としての体制を明確化している。

　また，前文には，「人々は，人間としての尊厳を保持し，健康で幸福であることを願っている。看護は，このような人間の普遍的なニーズに応え，人々の生涯にわたり健康な生活の実現に貢献することを使命としている」「（看護は）健康の保持増進，疾病の予防，健康の回復，苦痛の緩和を行い，生涯を通して最期まで，その人らしく人生を全うできるようその人のもつ力に働きかけながら支援する……」「看護の実践にあたっては，人々の生きる権利，尊厳を保持される権利，敬意のこもった看護を受ける権利，平等な看護を受ける権利などの人権を尊重する……」と記されている。

　日常倫理は，先に示したように，私たちが日々いかに暮らし，他者とどう関わっていくかという，人の価値（何が大切か）に関わることである。まさに，この前文で言う「普遍的なニーズ」にあたるのではないだろうか。各人にどの

ようなニーズがあるのか，何を大切にしたいのか，その人の日常生活において
それらが守られる必要がある。看護職が患者や利用者と関わる場は，病院，施
設，自宅など，さまざまであるが，日常生活において一人一人がどのような状
況であろうとも，個人の意思，選択，希望，生活習慣，価値，ひいては生き方
が大切にされることがなければ，この前文に示されている，「人間の普遍的な
ニーズに応え」ること，「人々の生涯にわたり健康な生活の実現に貢献するこ
と」はなしえない。

　このように見ると，日常倫理は，専門職の実践の根本的な部分として見なさ
れうるだろう。なぜなら，ヘルスケア関係者の毎日のその実践に影響している
ものだからである[19]。

1-7　本書の構成と特徴，活用方法

● 1　本書の構成

本書は，3つの章からなる。

　第 1 章（本章）では，本書の主題となる日常倫理（everyday ethics）の概
念や歴史的経緯をもとに，日常倫理に注目する理由を明らかにした。

　第 2 章では，15 人の実践家による，18 点の認知症ケアの実践事例を提示し
ている。いずれも，日常のケアでよく遭遇しうる場面を扱ったもので，以下の
ような観点で 6 つに分類してある（2-1〜2-6 は，節番号である）。

2-1　本人の持つ力が過小評価されていないか

2-2　本人の意思決定能力が過小評価されていないか

2-3　日常生活で自由が制限されたり，過度に観察されたりしていないか

2-4　本人にとっての大切なことや生活習慣が軽視されていないか

2-5　本人のニーズが見過ごされていないか

2-6　大事なことが，まわりの都合によって決められていないか

　各実践事例においては，まず，ヘルスケア関係者の日々の実践で生じた，自
分のケア，他者ないしはチームのケアが認知症当事者にとってよかったのか，
どうすべきか，という疑問や違和感の一端が描かれている。

　そして，そのことの背景を探るべく，関わり合う人々の価値を考え，事例の

核となる認知症当事者にとって何がよいことなのかという疑問，すなわち，「倫理的問い」を明らかにしている。

　その倫理的問いを実践の場でどうとらえ，アプローチしていくのか，さまざまな職種と協働しながらの具体的なアプローチ，方略が提示されている。

　末尾では，その実践事例の振り返りとともに，そこで核となっている課題をデータなども含めて示すことによって，その事例が普遍的に考えるべきテーマを含んでいることを改めて再認識できる構成となっている。

　第2章のすべての実践事例は，いわゆるうまくいったものだけではなく，さらなる課題が残ったものも含まれている。それが現実でもあり，あえてうまくいった事例のみを提示することにはそれほど意味がないと編者らは考えている。臨床での事例は一つ一つが複雑で，ヘルスケア関係者だけですべての課題へのアプローチが可能となるわけではないことも感じていただきたい。

　さらに，編者らが認知症当事者，介護者にヒアリングし，筆記したものをコラム，"Voice"として掲載している。認知症当事者あるいは介護者側から見た日常の一端を伝えるためのものである。その内容は，必ずしも第2章で取り上げた実践事例のテーマや内容と合致するものではなく，「認知症とともに生きる人と介護者」という視点から見た日常生活に焦点を当てて語っていただいたものである。具体的には，認知症当事者には，認知症であると診断されてからの日常生活の過ごし方や今の楽しみ，家族との関係性などを聞き取った。介護者には，家族が認知症と診断されてから，どのような日常を過ごしているのか，介護を通して感じていることを率直に語っていただいた。認知症当事者が1人でヒアリングが可能な場合は1人で，難しい場合は介護者と一緒に話をしていただいた。認知症当事者と介護者の語り，双方を続けて読むことで，互いの本音を感じ取ることができ，興味深い内容となった。何より，それぞれの語り口，独特なリズムから，多様な人生を垣間見ることができる。

　第3章では，編者らが第2章で提示された実践事例から認知症当事者の日常をとらえ直し，認知症ケアの根本に据えられるべき日常倫理の意義を考察する。

●2 本書の特徴と活用方法

本書の特徴としては，下記の6点がある。

---

① バイオエシックス（生命倫理）の分野ではあまり注目されてこなかった日常倫理（everyday ethics）という視点に注目していること

② 認知症ケアに従事する人なら経験したことのある，臨床でよく直面する実践事例が提示されていること

③ 誰にとっても身近な疾患となっている認知症を題材にして，日常倫理について学ぶ糸口にできること

④ 倫理的課題を考えるための糸口が具体的に示されていること

⑤ 実践事例を通して，さまざまな場で認知症当事者が経験している日常の倫理的課題を知ることができ，家族介護者にも役に立つこと

⑥ 実践事例では，認知症の病態などには適宜解説や註を加えており，認知症の病態も学ぶことができること

本書は，看護職はもとより，介護職，リハビリテーション職，介護支援専門員（ケアマネジャー），栄養士，心理職など，さまざまな職種が，日々の認知症ケアの実践の中で，「認知症当事者にとってよいことなのか」と疑問を持った事象を明らかにし，具体的なアプローチを考えるためのヒントになるものである。特に，認知症看護認定看護師，老人看護専門看護師を目指す人々にとっては，認知症ケア，広く高齢者ケアと倫理を考える，まさに生きた教材となろう。現在，認知症ケア加算に関連し，「認知症看護における倫理的課題」の学習が必須項目となっている。その教育現場でも十分活用できると考えている。

ヘルスケア関係者から見ると，超高齢社会の進展により，病院，施設，在宅など，さまざまな場で認知症当事者と関わることが多く，認知症に関する医学的知識はもとより，人と人が関わる場での倫理を考えることが必然となっている。そのため本書は，病院，施設などで認知症ケアに従事するあらゆる職種の継続的な倫理教育の教材としても活用できる。

また，看護職の基礎教育，たとえば，老年看護学分野，在宅看護学分野，成人看護学分野などで，認知症ケアと倫理を学ぶ上でリアリティある教材にもな

る。さらには, 看護学生や介護を学ぶ学生の実習前後の学びにも有用ではない
だろうか。学生が認知症当事者のケアについて, 実習の場で経験した違和感な
どを解きほぐし, その事象やその背景を明らかにする助けとなると考える。

　最後に, 第 2 章のすべての実践事例は, 執筆者の臨床での経験をもとにし
つつ, 本書のために加工してつくったものであることを断っておきたい。

(鶴若麻理)

引用文献

1) クリスティーン・ボーデン (檜垣陽子訳) (2003):私は誰になっていくの?―アルツハ
イマー病者からみた世界, クリエイツかもがわ.
2) ケイト・スワファー (寺田真理子訳) (2017):認知症を乗り越えて生きる, クリエイツ
かもがわ.
3) 認知症の私たち (丹野智文, 樋口直美, 大城勝史, 他) 著, NHK 取材班協力 (2017):
認知症になっても人生は終わらない―認知症の私が, 認知症のあなたに贈ることば, ha-
runosora.
4) 丹野智文 (2021):認知症の私から見える社会, 講談社 + α 新書.
5) Kane, R. A., Caplan, A. L. eds. (1990): Everyday Ethics: Resolving Dilemmas in Nursing
Home Life, Springer.
6) Schuster, C., Pratt, M. A. (1996): Everyday ethics in nursing homes the importance of
autonomy. *Kentucky Nurse*, Jul-Sep; 44 (3):34-35.
7) Kuczeswski, M. G. (1999): Ethics in long-term care: Are the principles different? *The-
oretical Medicine*, 20:15-29.
8) Powers, B. A. (2001): Ethnographic analysis of everyday ethics in the care of nursing
home residents with dementia: A taxonomy. *Nursing Research*, Nov-Dec; 50 (6):332-
339.
9) Powers, B. A. (2003): Nursing Home Ethics: Everyday Issues Affecting Residents with
Dementia, Springer, p. 59-99.
10) Bolmsjö, I. A., Sandman, L., Andersson, E. (2006): Everyday ethics in the care of elder-
ly people. *Nursing Ethics*, 13: 249-263.
11) Bolmsjö, I. A., Edberg, A. K., Sandman, L. (2006): Everyday ethical problems in de-
mentia care: A teleological model. *Nursing Ethics*, 13: 340-359.
12) Devik, S. A., Munkeby, H., Finnanger, M., Moe, A. (2020): Nurse managers' perspec-
tives on working with everyday ethics in long-term care. *Nursing Ethics*, Jul; 27 (8).
doi: 10.1177/0969733020935958
13) Powers, B. A. (2005): Everyday ethics in assisted living facilities: A framework for as-
sessing resident-focused issues. *Journal of Gerontological Nursing*, 31 (1): 31-37.
14) Messikomer, C. M., Cirka, C. C. (2008): Managing everyday ethics in assisted living: A
research based case analysis for the classroom. *Gerontology & Geriatrics Education*,
28: 1-93.

15) Kemp, C, L., Lesandrini, J., Morgan, J. C., Burgess, E. O. (2022): The ethics in long-term care model: Everyday ethics and the unseen moral landscape of assisted living. *Journal of Applied Gerontology*, Apr; 41 (4): 1143-1152.

16) Hasselkus, B. R. (1997): Everyday ethics in dementia day care: Narratives of crossing the line. *The Gerontologist*, 37: 640-649.

17) Healy, T. C. (1998): The complexity of everyday ethics in home health care: An analysis of social workers' decisions regarding frail elders' autonomy. *Social Work in Health Care*, 27: 19-37.

18) van der Dam, S., Abma, T. A., Kardol, M. J. M., Widdershoven, G. A. M. (2012): 'Here's my dilemma': Moral case deliberation as a platform for discussing everyday ethics in elderly care. *Health Care Analysis*. Sep; 20 (3): 250-267.

19) Zizzo, N., Bell, E., Racine, E. (2016): What is everyday ethics?　A review and a proposal for an integrative concept. *The Journal of Clinical Ethics*, summer; 27 (2): 117-128.

20) Seaman, J. B., Erlen, J. A. (2013): "Everyday ethics" in the care of hospitalized older adults. *Orthopedic Nursing*, Sep-Oct; 32 (5): 286-289.

21) Carrese, J. A., McDonald, E. L., Moon, M., Taylor, H. A., Khaira, K., Beach, M. C., Hughes, M. T. (2011): Everyday ethics in internal medicine resident clinic: An opportunity to teach. *Medical Education*, Jul; 45 (7): 712-721.

22) Ulrich, C. M., Taylor, C., Soeken, K., O'Donnell, P., Farrar, A., Danis, M., Grady, C. (2010): Everyday ethics: Ethical issues and stress in nursing practice. *Journal of Advanced Nursing*, Nov; 66 (11): 2510-2519.

23) Scarborough, T. (2001): Moral distress in everyday ethics. *Nursing Outlook*, Nov-Dec; 49 (6): 288.

24) 前掲書 5)，p. 3-20.

25) Oresland, S., Määttä, A., Norberg, A., Lützén, K. (2011): Home-based nursing: An endless journey.　*Nursing Ethics*, May; 18 (3): 408-417.

26) Loblay, V. (2009): Everyday ethics: Sex determination and ultrasound in Australia. *Indian Journal of Medical Ethics*, Oct-Dec; 6 (4): 188-193.

27) O'Mathúna, Dónal P. (2011): The place of dignity in everyday ethics. *Journal Christian Nursing*, Jan-Mar; 28 (1): 12-18.

28) 木村利人 (1993): いのちを考える—バイオエシックスのすすめ，日本評論社，p. 181-182.

29) Reich, W. T. (1994): The word "bioethics": Its birth and the legacies of those who shaped it. *Kennedy Institute of Ethics Journal*, 4 (4): 319-335.

30) Reich, W. T. (1995): The word "bioethics": The struggle over its earliest meanings. *Kennedy Institute of Ethics Journal*, Mar; 5 (1): 19-34.

31) Mitchell, C. (小西恵美子，宮内信治訳) (2017)：倫理的な看護実践が試されるとき．日本看護倫理学会誌，9 (1)：67-78.

32) グレゴリー・E・ペンス (宮坂道夫，長岡成夫訳) (2000)：医療倫理 1，勁草書房．

33) 香川知晶 (2006)：死ぬ権利：カレン・クインラン事件と生命倫理の転回，勁草書房．

34) 香川知晶 (2007)：生命倫理の成立：人体実験・臓器移植・治療停止，勁草書房．

35）アルバート・R・ジョンセン（細見博志訳）（2009）：生命倫理学の誕生，勁草書房．

36）前掲書28），p. 25.

37）デビット・ロスマン（酒井忠昭訳）（2000）：医療倫理の夜明け―臓器移植・延命治療・死ぬ権利をめぐって，晶文社．

38）Johnstone, M. J. (2023)：Bioethics: A Nursing Perspective, 8th ed., Elsevier, p. 141-164.

39）エルシー・バンドマン，バートラム・バンドマン（木村利人監訳，鶴若麻理，仙波由加里訳）（2010）：ケーススタディ　いのちと向き合う看護と倫理：受精から終末期まで，人間と歴史社，p. 57-80.

40）ジャン・リード，イアン・グラウンド（原信田実訳）（2002）：考える看護，医学書院，p. 156-160.

41）手島恵（2021）：これからの倫理と看護，日本看護協会出版会，p. 52-53.

42）鶴若麻理，長瀬雅子編（2022）：看護師の倫理調整力―専門看護師の実践に学ぶ，第2版，日本看護協会出版会，p. 176-177.

43）松田純，堂囿俊彦，青田安史，天野ゆかり，下修一（2017）：ケースで学ぶ認知症ケアの倫理と法（静岡大学人文社会科学部研究叢書），南山堂．

44）日本認知症ケア学会監修，岡田進一編著（2008）：認知症ケアにおける倫理，ワールドプランニング．

45）箕岡真子（2020）：認知症ケアの倫理，ワールドプランニング，p. 3-4.

46）Ekman, S-L., Norberg, A. (1988)：The autonomy of demented patients: Interviews with caregivers. *Journal of Medical Ethics*, 14: 184-187.

47）Hermann, H. T. (1984)：Ethical dilemmas intrinsic to the care of the elderly demented patient. *Journal of the American Geriatrics Society*, 23: 655-656.

48）Hofland, B. F. (1994)：When capacity fades and autonomy is constricted: A client-centered approach to residential care. *Generations*, winter; 18（4）: 31-35.

49）Howell, M. (1984)：Caretakers' views on responsibilities for the care of the demented elderly. *Journal of the American Geriatrics Society*, 32: 657-660.

50）Moody, H. R. (1988)：From informed consent to negotiated consent. *The Gerontologist*, 28（Suppl.）: 64-70.

51）Roberto, K. A. (1994)：Ethical challenges facing family caregivers of persons with Alzheimer's disease. *Activities, Adaptations and Aging*, 78（3/4）: 49-61.

52）聖路加国際大学認知症看護認定看護師コース「認知症看護倫理」受講生とのディスカッションおよびグループワーク資料（2016年9月24日，2017年9月29日，2018年9月21日）．

53）Mattiasson, A-C., Andersson, L. (1995)：Nursing home staff attitudes to ethical conflicts with respect to patient autonomy and paternalism. *Nursing Ethics*, 2（2）: 115-130.

54）Whitler, J. M. (1996)：Ethics of assisted autonomy in the nursing home: Types of assisting among long-term care nurses. *Nursing Ethics*, 3（3）: 225-235.

55）van Thiel, G. J., van Delden, J. J. (2001)：The principle of respect for autonomy in the care of nursing home residents. *Nursing Ethics*, 8（5）: 419-431.

56）Leino-Kilpi, H., Välimäki, M., Dassen, T., Gasull, M., Lemonidou, C., Scott, P. A., Schopp, A., Arndt, M., Kaljonen, A. (2003)：Perceptions of autonomy, privacy and informed consent in the care of elderly people in five European countries: Comparison and implications for the future. *Nursing Ethics*, 10（1）: 58 66.

57) Mattiasson, A-C., Hemberg, M.（1998）: Intimacy-meeting needs and respecting privacy in the care of elderly people: What is a good moral attitude on the part of the nurse/carer?　*Nursing Ethics*, 5（6）: 527-534.

58) Kihlgren, M., Thorsen, H.（1996）: Violation of the patient's integrity, seen by staff in long-term care. *Scandinavian Journal of Caring Sciences*, 10（2）: 103-107.

59) Randers, I., Mattiasson, A-C.（2000）: The experiences of elderly people in geriatric care with special reference to integrity. *Nursing Ethics*, 7（6）: 503-519.

60) 長谷川和夫，猪熊律子（2019）: ボクはやっと認知症のことがわかった―自らも認知症になった専門医が，日本人に伝えたい遺言，KADOKAWA, p. 69-70.

61) Hillman, A.（2017）: Diagnosing dementia: Ethnography, interactional ethics and everyday moral reasoning. *Social Theory and Health*, Feb; 15（1）: 44-65.

62) Elander, G., Drechsler, K., Persson, K. W.（1993）: Ethical dilemmas in long-term care settings; Interviews with nurses in Sweden and England. *International Journal of Nursing Studies*, 30（1）: 91-97.

63) Teeri, S., Leino-Kilpi, H., Välimäki, M.（2006）: Long-term nursing care of elderly people: Identifying ethically problematic experiences among patients, relatives and nurses in Finland. *Nursing Ethics*, 13（2）: 116-129.

64) 前掲書60), p. 43.

65) 向原圭（2022）: プロフェッショナリズムの日本語訳としての「専門職主義」とその定義．Web医事新報, p. 69.
〈https://www.jmedj.co.jp/journal/paper/detail.php?id=16253〉

66) Caroline, A.（2011）: Everyday ethics: Learning from an 'ordinary' consultation in general practice.　*London Journal of Primary Care（Abingdon）*, Jul; 4（1）: 72-76.

67) Goold, S., D., Stern, D. T.（2006）: Ethics and professionalism: What does a resident need to learn?　*The American Journal of Bioethics*, 6（4）: 9-17.

68) Erlen, J. A.（1997）: Everyday ethics. *Orthopedic Nursing*, Jul-Aug; 16（4）: 60-63.

69) Horowitz, B. P.（2002）: Ethical decision-making challenges in clinical practice. *Occupational Therapy in Health Care*, 16（4）: 1-14.

70) 国際看護師協会（日本看護協会訳）（2021）: ICN看護師の倫理綱領（2021年版）.
〈https://www.nurse.or.jp/nursing/international/icn/document/ethics/index.html〉

71) 日本看護協会（2021）: 看護職の倫理綱領.
〈https://www.nurse.or.jp/nursing/rinri/rinri_yoko/index.html〉

第2章
認知症当事者の
日常生活から
倫理を考える

※本章の実践事例は，各執筆者の経験をもとに加工してつくったものである。

2-1　本人の持つ力が過小評価されていないか

1　家に帰って私が食べさせれば食べられるはず

口から食べられないのは，認知症の進行によるものと
見なしてよいのか

● 事例紹介

阿部幸子さん，76歳，女性，アルツハイマー型認知症。

阿部さんは，79歳の姉と2人暮らし。2人とも夫に先立たれ，長年，姉妹で暮らしてきた。訪問看護と姉の世話を受け，在宅で生活している。

6年前，当時の住まいに近かった大学病院で，アルツハイマー型認知症と診断され，認知症の進行を抑える薬2種類のほか，夕方になると落ち着きがなくなり，夜間もあまり眠ることができないことから，認知症の行動・心理症状（behavioral and psychological symptoms of dementia；BPSD）を抑えるため，非定型抗精神病薬も服用している。

ある日，阿部さんは，誤嚥性肺炎のため急性期病院に入院した。このとき，アルツハイマー型認知症の病期の分類，FAST（後述）でステージ7（非常に高度の認知機能低下）とされ，自分から言葉を発することはなかった。「傾眠傾向」（うとうとし，居眠りが多くなる意識障害）にあり，食べ物を飲み込む際にむせて，口から栄養をとることが難しい状況であった。姉によれば，本人は元気なとき，「胃ろうにはしてほしくない」と言っていたという。姉も，「妹は美食家だったから，絶対に胃ろうにはしないでほしい」と強く訴え，毎日，大変な時間をかけて，口から食べさせようとしていた。医療者に対しても，「食べる練習を続けてほしい。家に帰って私が食べさせれば食べられるはず」と要望したが，阿部さんのむせ込みはひどく，発熱もあり，体調はよくなかった。

内科の医師（以下，主治医）や看護師は，嚥下障害はアルツハイマー型認知症の進行によるものであり，改善の可能性はきわめて低いと判断していた。訪

問看護師からも，「そろそろ経口摂取は無理な時期だと考えていた」と話があった。このまま経口摂取を続けると，また誤嚥性肺炎を起こすリスクが高く，胃に直接，栄養を流し込む胃ろうや，経鼻経管栄養，中心静脈栄養といった栄養のとり方を検討する段階だと考えられていた。

主治医と病棟看護師は，口から食べることに対する姉の思いがあまりにも強いため，この先どうしたらよいかと悩み，摂食嚥下障害看護認定看護師（以下，認定看護師）に相談した。

● 本人・家族・医療者の食べることに対する価値（図 1）

本人

姉によると，以前，「胃ろうにはしてほしくない」と話していたが，今は意思表示ができない。また，「おいしいものを食べるのが好き」と言っていたという。

姉

美食家だった妹には口から食べてほしい。胃ろうにはしてほしくない。本人も，口から食べることを望んでいると思う。そのために，病院でも早く口から食べる練習を再開してほしい。家に帰って自分が食べさせれば，またもとのように食べることができるようになると思う。

医療者

重度のアルツハイマー型認知症であるため，機能回復は望めない。口から食べることで誤嚥性肺炎を繰り返す可能性があり，胃ろうから栄養剤を注入するのがよいのではないか。

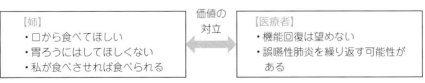

図 1 阿部さんが口から食べることに対する家族と医療者の価値の対立

● **本事例の倫理的問い：口から食べられないのは認知症の進行によるものと見なしてよいのか**

認定看護師は，阿部さんのベッドサイドに行き，その日々の生活を見ながら，状態を評価した。そして，阿部さんは，① 傾眠傾向にあるが，ずっと眠っているというわけではなく，覚醒している時間もある，② 咳反射が良好で，強い咳が出せる，③ 天井を見てニコニコするなど，幻視のような症状がある，④ 全身の筋固縮がある，という 4 点に気づいた。

認定看護師はこの観察内容から，「なぜ，幻視や固縮があるのか」と疑問を持った。

重度のアルツハイマー型認知症という診断であったが，本当にそうなのか。つい最近まで経口摂取をしていたのに今は食べられないその要因は，アルツハイマー型認知症なのか。そして，強い咳を出せるのは，気道を守る上で重要であり，覚醒を保ち，栄養状態を整え，誤嚥しても肺炎に移行しないよう口腔ケアを行い，食事の形態や姿勢，介助に工夫をすることにより，口から食べられる可能性もあるのではないかと考えた。

● **摂食嚥下障害看護認定看護師が行った具体的なアプローチ**
(1) 本人の強みは何かを探索

認定看護師は，上記① ～④ の疑問を明らかにするため，他の職種と協働し，次のようなことを行った（図 2）。

まず，嚥下の状態を改めて確認するため，主治医とリハビリテーション科医師に嚥下造影検査を提案した。その結果，ゼリーやペースト状の食事では，誤嚥をほとんど認めず，喉頭侵入した際の咳反射および喀出力も良好であることが確認できた。そのため，翌日からは，理学療法士による理学療法に加え，歯科医師，歯科衛生士による口腔衛生管理，病棟看護師による間接訓練（口腔のマッサージやストレッチ，首のストレッチなど，食べ物を使用しない訓練）を行いながら，昼食のゼリーのみ，認定看護師の介助で口から食べることにした。

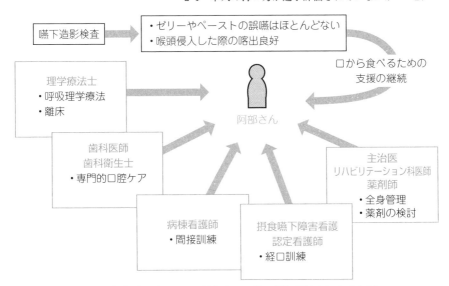

図2　多職種協働による阿部さんへの経口摂取継続のための支援

（2）認知症の進行以外の要因を多職種と検討

　しかし，阿部さんはその後も傾眠が続いた。覚醒していても，食事の際，天井を見ながらニコニコして口中に食べ物をため込むことなどにより，経口摂取の量が増えない状況が続いた。認定看護師は，このような状況と，近年，複数の認知症を併発する混合型認知症が増えていることから，幻視や固縮は，すでに診断を受けているアルツハイマー型認知症だけではなく，レビー小体型認知症を併発していることにより生じていると考えられないか，その場合，非定型抗精神病薬の易影響性により傾眠を生じている可能性はないか，と考えた。

　多職種カンファレンスで，リハビリテーション科医師，薬剤師に状況の説明をすると，薬剤師から，「BPSD を抑える薬を調整することで，傾眠が軽減するかもしれない」という提案があった。さらに，主治医からも，現状で BPSD は出現していないため，薬剤を漸減・中止する指示が出された。

　BPSD を抑える薬を調整したところ，阿部さんは傾眠状態が軽くなり，「ありがとうございます」などの発語も見られるようになり，さらには，口から食べられるようになった。姉は非常に喜び，妹の好きなものをつくってきて食べさせるようになった。そしてその後，自宅に退院することができた。

● 本事例の振り返り

　アルツハイマー型認知症は，脳内にアミロイドβ蛋白が蓄積することで脳の萎縮をきたす疾患であり，認知症全体の約半数を占める。中核症状は，記憶障害，見当識障害，注意障害，失認，失行，実行機能障害などである。重症度を評価する指標の一つにFAST（Functional Assessment Staging）があり，「正常」から「高度」まで7段階に分類される*。初期には咽頭期（食べ物や水分を喉から食道の入口まで送り込む時期）の障害はなく，摂食嚥下に関する問題は，誤嚥よりも記憶障害や注意障害，失行などに伴う，「食べ始めない」「食事に時間がかかる」などの食行動の障害が多く，咽頭期の障害が出現し，誤嚥や誤嚥性肺炎が問題となるのは，認知症の重症度が高度となってからである。

　本事例では，FASTでステージ7の最重度と判定されたことで，急性期病院の医療者は当初，「認知症の症状が進んだことによって，口から食べられなくなった」と判断していた。「胃ろうを造設し，傾眠状態のまま」，あるいは，「胃ろうなどによる水分と栄養の補給を選ばず，看取りをする」という経過を辿っていたものと考えられる。

　本事例から学ぶべきことは，「アルツハイマー型認知症があるため，ほかのさまざまな症状も，認知症に起因したもの」と判断されてしまっていた点にある。在宅から急性期病院に入院した際，今までの診断を再検討することなく，栄養の問題を考えようとしていた。

　本事例の場合は，姉からの「口から食べさせたい」という強い思いがあったことも，事態を動かした要因であった。逆に言えば，もしそのような要因がなかったらどうだったのか——本人の生活を十分把握した上でのアセスメントは重要で，「先入観をできるだけなくして，本人の状態をよく見ることがいかに大切であるのか」が示された事例であった。

　「なぜ傾眠状態が続いているのか」「覚醒しているのは，1日でどれくらいか」「誤嚥しないよう気道を守る自身の力は，どの程度あるのか」「どのようなときに誤嚥するのか」など，あらゆる角度から口から食べることを困難にしている改善可能な要因を精査することが，本人の強みを知り，本人にとってよりよいケアへと導くことになる。

　あらゆる角度から見ていくためには，多職種の連携が必要になる。本事例で

は，主治医や病棟看護師だけでなく，摂食嚥下障害看護認定看護師，リハビリテーション科医師，理学療法士，歯科医師，歯科衛生士，薬剤師という多職種が連携した（言語聴覚士も関わることが多い）。多職種で「なぜ口から食べられないのか」について徹底的に考えることによって，多角的な視点でのアセスメントが可能となる。

　筆者が概念分析を行ったところ，高齢者の食支援とは，「加齢や疾患による摂食嚥下機能の低下をきたした高齢者に対し，個々の生活史を考慮した食環境の調整，多角的視点によって，摂食嚥下機能を含む全身のアセスメントとマネジメントを行い，摂食嚥下障害に関連する合併症の予防や経口摂取，栄養状態の改善により，最期まで尊厳が保障され生きることを支える支援」[1]であると言えると結論づけることができた。人にとって口から食べることとは，単なる生命維持のためのみならず，楽しみや団欒の場として人生に彩を添える営みである。

　高齢化率の上昇に伴い，認知症高齢者も増加の一途を辿る中で，認知症になっても長生きを楽しめる社会の実現のために看護職が行える支援の一つとして，「口から食べること」への支援がある。本事例は，看護師による「覚醒している時間」「強い咳嗽が可能」という本人の強みの発見，「幻視や固縮」といった原疾患と一致しない所見への気づきが，経口摂取継続へのカギとなっている。たとえ自分で意思の表出ができなかったとしても，その人の暮らしや療養に関与する看護師が「認知症だから（仕方がない）」と安易にとらえず，「本当に食べられないのか」という視点で，本人の強みに着目することが必要である。

（那須真弓）

註
*：FAST の 7 段階（文献[2]による）
1　正常
2　年相応：物の置き忘れなど。
3　境界状態：熟練を要する仕事の場面では，機能低下が同僚によって認められる。新しい場所に旅行することは困難。
4　軽度：夕食に客を招く段取りをつけたり，家計を管理したり，買い物をしたりする程度のことでも支障をきたす。
5　中等度：介助なしでは適切な服を選んで着ることができない。入浴するために説得が必

要なことがある。

6　やや高度：自力では正しい順に服が着られない。入浴に介助を要する。入浴を嫌がる。トイレの水を流し忘れたり，拭き忘れたりする。失禁。

7　高度：最大約6語に限定された言語機能の低下。理解しうる語彙は1つの単語のみとなる。歩行能力喪失。着座能力の喪失。笑う能力の喪失。昏迷および昏睡。

※本項は，読売新聞社の医療・健康・介護サイト "yomiDr."（ヨミドクター）に本書編者・鶴若が連載中のコラム「看護師のノートから〜倫理の扉をひらく」〈https://yomidr.yomiuri.co.jp/column/tsuruwaka-mari/〉に掲載した記事［2020年6月11日公開］で扱った事例について，読売新聞社の許可を得て，当該記事を一部利用し，大幅に加筆して再構成したものである。

引用文献

1) 那須真弓（2020）：Rodgers の概念分析法による高齢者の食支援の概念分析．第25回日本老年看護学会学術集会抄録集，p.122.

2) Reisberg, B. *et al.*（1984）：Functional staging of dementia of the Alzheimer type. *Ann. NY Acad. Sci.*, 435: 481-483.

2 職場に行こうとしたら，上司に「来なくていい」と言われた

若年性認知症当事者は，就労を継続できないのか

● **事例紹介**

前田優一さん，57歳，男性，前頭側頭型認知症（意味性認知症）。

前田さんには，40歳代ごろから少しずつ気になる言動が出始めた。たとえば，配偶者に対し，「恋人と出かけるから，食事を買ってきてくれ」などと，気にする様子もなく発言するのである。50歳代になると，気になる言動はさらに増え，いつも同じものを食べる，同じことを何回も話し，何か気に留まると話が止まらなくなってしまう，といったことが見られるようになった。こうした言動が増えてきたことと，元来すれ違っていた夫婦関係とが相まって，配偶者は子どもたち（長男，長女）を連れて家を出ていき，前田さんは現在，1人で暮らしている。

前田さんの亡くなった父親は，生前は近所に住んでおり，前田さんが面倒を見ていたが，要介護状態で介護サービスを利用していた。当時父親を担当していた介護支援専門員（以下，ケアマネジャー）は，父親が亡くなった後も前田さんのことを気にかけており，前田さんの認知機能の低下や気になる言動を察知していた。そのケアマネジャーのすすめで，地域にある認知症疾患医療センター[*1]を受診し，若年性認知症を専門とする認知症専門医により前頭側頭型認知症（意味性認知症）と診断された。1人暮らしで支援者がいないため，介護保険（特定疾患，第2号被保険者）でサービスを導入し，生活支援を行うこととなり，要介護2の認定を受けて，父親と同じケアマネジャーが担当することとなった。

既往として高血圧，アレルギー性鼻炎，痛風があり，服薬管理が必要である。また，自分が気になることがあると話が止まらず興奮気味になるときがあるため，認知症の行動・心理症状（BPSD）を抑える薬が追加された。

前頭側頭型認知症に特徴的な症状の常同行動として，前田さんは決まったス

ーパーマーケットで決まった食料品（いつも同じ冷凍鶏肉団子，ペットボトルのお茶）を買ってくる。入浴・整容はできていない。記憶障害はあまり見られず，人と会うと多弁であり，また，前述のように，自分の気になる事柄があると，そのことを何回も繰り返し一方的に話す様子が見られる。

　サービスとして，訪問看護師による血圧測定などの体調管理，服薬管理，セルフケアの援助が調整された。また，成年後見制度*2 を利用し，保佐人として司法書士がついて，サービスの契約などの補助的な役割を担っている。

　前田さんは，20歳代から公務員として食品衛生管理の仕事をしているが，職場でも同僚に対して不謹慎な発言があり，事務作業でミスが増えるなど，気になる言動が見られ，上司から叱責を受けることが増えていた。認知症の診断がついたため，現在は休職しているが，「職場に行こうとしたら，上司に『来なくていい』と言われた。どうして仕事に行けないのか。職場からの嫌がらせではないか。自分は働きたい」と話しており，就労継続の意思が強く，現在の職場で働きたいと思っている。一方，上司は，「本人の働きたい気持ちはわかるし，体調を崩した職員の就労継続支援には責任がある。しかし，職員が認知症と診断された例は初めてであり，こちらもどうしたらいいかわからない」と話している。

　ある日，前田さんは近所のスーパーマーケットへ行き，取り扱っている米の食品表示の記載内容が違法ではないかと店員に「指導」した。実際は食品表示に違法はなかったため，本人と店員の間でトラブルとなった。その行動の理由をたずねると，「皆，食品表示について知らないことが多すぎる」と話した。本人は仕事をしているつもりなのである。しかし，長男・長女は，本人の就労意欲に対し，「今まで仕事ばかりしてきたので，働きたい気持ちはわかる。でも，父は一方的に自分の話しかしない。こんな状態で働くなんて，職場に迷惑をかけるだけだと思う」と話している。

　本人の就労意欲をなんとか尊重できないかと，担当ケアマネジャーは，地域包括支援センターの保健師に相談した。

● 本人・家族・医療者の就労継続に対する価値

本人

今の職場で継続して働きたい。職場は自分を辞めさせようとしている。働かせてもらえないのは，職場の嫌がらせだ。

長男・長女

本人の働きたい意思は尊重したいが，職場に迷惑をかけるだけだと思う。家族としては，本人が今の職場で就労継続することが職場の負担になってしまい，申し訳ない。

職場の上司

本人の就労継続の意思はわかっているが，現在の状態では，この職場での就労継続は難しいと思う。職員が認知症になったケースは初めてで，こちらもどのように対応したらよいか正直わからない。

ケアマネジャー

前頭側頭型認知症により言語の理解力は落ちているが，指示の理解や意思疎通はできる。また，身体機能は健康な同年代と同等と言ってよいため，就労の内容を選べば，まだまだ働くことができると思う。

● 本事例の倫理的問い：前田さんは就労を継続できないのか

保健師は，前田さんの「できること」や「強み」は何かに焦点を当て，前田さんの生活を見ながら状態を評価した。保健師と体調管理や日常生活のことを話しているとき，前田さんはよく，「ケアマネジャーの○○さんに言われたから……」「看護師の△△さんに言われたから……」と口にし，ケアマネジャーや看護師から言われたことをよく覚えていた。また，初めて会う保健師に対しても拒否感を示すことなく受け入れ，話をしてくれた。訪問看護師が初めて訪問した際も同様であったようで，専門職からの支援の受け入れは良好である。さらに，「今日はこのスーパーでお茶が安くて，あっちのスーパーでは鶏肉団子が安くて……」と話し，自転車で1日に数十kmを移動しているようだっ

た。ケアマネジャーの見立てどおり，身体機能の低下はなく，健全な同世代と同様に動くことができることがわかった。

保健師は，前田さんには① 人から言われたことを覚えている，② 新しい支援への拒否感が少ない，③ 同年代と同程度に身体能力が保たれている，という３点の強みがあることに気がついた。そして，この強みを活かした就労ができないか，今まで携わってきた高度な事務作業の継続は難しいと思われるが，単純作業や肉体労働にするなど，就業の形態に配慮すれば，就労継続の可能性があるのではないか，と考えた。

● 保健師が行った具体的なアプローチ
（1）本人のできること，強みは何かをさらに探索

保健師は，本人の強みを日常生活にどの程度活かせるのかを明らかにするために，多職種と連携し，次のようなことを行った。

まず，主治医よりアドバイスをもらい，ルーチン化療法を取り入れることにした。これは，前頭側頭型認知症の特徴である，同じ行動を繰り返す，決まった時間に決まった行動をとる（時刻表的生活）などの特徴をケアに活かすものである。前田さんは，入浴や整容ができていなかったため，入浴のセルフケアを再獲得してもらう働きかけを行った。具体的には，訪問看護師から，決まった時間に決まった方法で入浴を促してもらった。訪問看護師が根気強く働きかけることで，前田さんは入浴を習慣化することができた。

（2）本人の好きなこと，やりたいことを，本人と一緒に探し，就労に結びつけることができないかを模索

ルーチン化療法を導入することで，本人は入浴のセルフケアを再獲得することができた。同様に，就労の機会を前田さんの日常生活にスケジュールし，ルーチン化することができれば，就労継続の可能性が見えてくるのではないかと考えた。保健師，ケアマネジャー，社会福祉士，訪問看護師，成年後見人（司法書士）が参加し，多職種カンファレンスで就労継続の可能性を検討することとした。

本人が望むように，現在の職場で働き続けることは，本人の状態から考え

て，現実的ではない。それでも，少しでも本人が望む就労形態をかなえるために，本人の好きなこと，やりたいことをケアマネジャーと探すことになった。すると，もともと実家が農業をしていることがわかり，本人も「野菜や花は育てたことがあります。久しぶりにやりたいです」と話し，農作業に興味を示した。身体機能は維持できており，簡単な指示の理解は可能であることから，本人の希望も含め，農作業ならできるのではないかと考えた。

（3）就労継続に向けた，「持てる力」の維持・向上への働きかけ

　就労継続の調整には時間がかかっているため，その間，就労継続に向けた，本人の「持てる力」の維持・向上を目的として，通所リハビリテーション（デイケア）に通い，言語聴覚士によるリハビリテーションを受けることとした。内容は，進行する語彙の減少に備え，日常生活での頻用語の呼称課題を用いた言語療法（カードに描かれている物の名前を答える，日常会話で用いる文章を書くなど）である。前田さんは，「結構難しいんですよね」と言いながらも，積極的に取り組んでいた。

（4）退職に向けた職場との調整者を検討

　本人の「持てる力」を活かした就労の可能性の模索や，「持てる力」の維持・向上に向けた支援は整った。最後の課題は，前田さんがどこでどのように就労していくかを調整することである。

　現在の職場は休職しており，退職はしていない。職場には本人の「今の職場で働き続けたい」という就労継続の意向しか伝わっていない。職場はその意向をくみ取り，休職期間を延長している。また，早期退職により退職金は保証すると説明したが，本人は納得していない。前田さんと関わるケアマネジャーや成年後見人（司法書士）は，職場の認知症当事者に対する理解や，本人の就労継続に対して職場がどの程度検討しているのかなど，職場に直接確認することができていない。本来であれば，家族などのキーパーソンが，認知症当事者の就労継続について職場と話し合いをすることが多いが，前田さんの場合は家族と疎遠であり，キーパーソンが不明確で，職場との就労継続についての話し合いもできていない。前田さんを取り巻く専門職が就労継続について職場と直接

折衝を行ってよいのか，多職種でカンファレンスを行った際も結論が出なかった。前田さんに関わる専門職には，若年性認知症の就労継続支援の経験や知識がなく，専門職が就労支援について職場と調整する役割や権限がどこまであるのかなど，悩むところであった。

本人の希望や能力からすれば，福祉的就労[*3]を利用したいところであるが，現在の職場との雇用契約が解除できていないため，利用することができない。そこで，現段階では，地域活動支援センター[*4]で主に農作業を行い，本人の就労意欲を少しでも満たすことができるように保健師とケアマネジャーで調整していくことになった。前田さんは，依然として「前の職場で働きたい」と訴えているが，地域活動支援センターで農作業をすることについては拒否的な言動はなかった。

● 本事例の振り返り

若年性認知症は，18歳から64歳までの間に発症した認知症の総称である。粟田らによる調査[1]では，日本の若年性認知症の有病率は人口10万対50.9と推定された。また，若年性認知症の種類と割合では，アルツハイマー型認知症57.3%，血管性認知症15.5%，前頭側頭型認知症10.0%，レビー小体型認知症／パーキンソン病による認知症4.1%，高次脳機能障害2.8%，アルコール性認知症2.5%，脳炎による認知症0.7%であった。

前頭側頭型認知症は，大脳の前頭葉や側頭葉を中心に神経細胞が障害されるため，人格変化や行動障害，失語症，認知機能障害，運動障害などが緩徐に進行する神経疾患である。記憶障害はかなり進行するまで目立たないが，障害部位によっては脱抑制的な行動や言語障害が目立つタイプもある。難病に指定されており，難病に対する制度も利用できる。

本事例のように就業意欲の高い対象にとって，就業の機会を奪われたことは，壮年期の発達課題からして精神的負担は大きいと推測する。壮年期は，老年期で衰えや死を受け入れる段階にある人とは異なることを念頭に置いて，ケアしなければならない。

前頭側頭型認知症により，前田さんには，脱抑制的な行動（がまんができない，マイペースな行動），常同行動（同じことを繰り返す），語義失語（スムー

ズに話せるが，言葉の意味がわからない）などの症状が見られた。本事例では，常同行動の特徴を活かしてルーチン化療法を用いることで，入浴のセルフケアを再獲得することができた。これをきっかけに就労の機会を前田さんの日常生活にスケジュールし，ルーチン化することができれば，本人の就労継続が実現できる可能性を見出せた。本人の「持てる力」を過小評価せず，本人のできること，やりたいことを見極めて，職業選択を援助できるとよいと考える。

　しかし，現状では，就労継続支援には多くの課題がある（図）。働き盛りに発症する若年性認知症では，認知機能の低下により仕事内容の変更を余儀なくされることがほとんどであり，失業や退職で家庭の経済問題が生じることが多

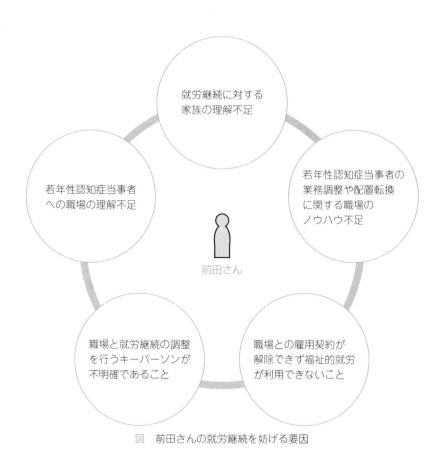

図　前田さんの就労継続を妨げる要因

い。前述の粟田らによる調査[1] では，若年性認知症当事者の約6割の人が発症時点で就労していたが，そのうち約7割が調査時点では退職していた。

　いくら本人が現在の職場で働き続けたいと言っても，それをかなえるだけの認知症に対する理解や，本人の認知機能に合わせた配置転換が可能な職場は数えるほどしかない。本事例でも，本人の希望を最大限かなえるのであれば，現在の職場で働き続けることが一番であるが，職場の理解をどう得るかが難しかった。もともと携わっていた高度な事務作業の継続は難しく，配置転換・業務転換を余儀なくされるが，認知症の進行により能力に限界が生じ，配置や業務を転換しても就労継続が難しい状況もある。

　本事例では，「現在の職場で働き続けたい」という本人の希望はかなわなかったものの，本人の意思や「持てる力」を最大限尊重し，就労の機会として，地域活動支援センターでの農作物の生産活動を調整した。また，家族関係が不安定であったため，本人の意思決定は成年後見人が補助した。

　しかし，成年後見人やケアマネジャー，保健師は，認知症になってからの本人のことしかわからない。家族など，より近しい存在の協力が得られていたら，認知症になる前の本人の仕事に対する考え方や人となりがわかり，より本人の意思に即した就労継続支援ができていたかもしれない。

　さらに，関わっていた専門職や職場は，若年性認知症の就労継続支援についての知識が乏しく，調整に不慣れであった。しかし，そのような状況であったからこそ，成年後見人やケアマネジャーなど，関わる人たちが，本人が就労について何を望んでいるのか，何が本人にとっての最良の選択なのか，それぞれの立場で議論する場をもっと設けるべきであったかもしれない。そして，本人を支える人たちの総意として，本人とともに成年後見人が意思表明の補助・代弁を行い，就労継続について職場と話し合う機会を設けることができればよかったのではないだろうか。

　地域で生活している認知症当事者の問題は多様化・複雑化している。本事例では，幸いにも地域の認知症疾患医療センターに若年性認知症を専門とする認知症専門医がいたため，的確なアドバイスを得られ，本人のケアに活かすことができた。

　若年性認知症に対する治療やケア，就労支援については，まだまだ知見を積

み重ねている段階である。認知症疾患医療センターや若年性認知症コーディネーターなどにより，専門性の高い若年性認知症ケアを提供できる機関につなぐことも，専門職の役割として重要であると考える。また，若年性認知症に特化した制度はないため，医療，障害福祉，介護保険の3つの柱や就労・経済的支援を含め，本人の状態や希望に合わせて制度を活用していく必要がある。

（吽野智哉）

註
*1：都道府県または指定都市が指定した認知症専門医療機関（病院・診療所）のこと。認知症の速やかな鑑別診断や，認知症の行動・心理症状（BPSD）と身体合併症に対する急性期医療，専門医療相談，関係機関との連携，研修会の開催などの役割を担う。
*2：認知症，知的障害，精神障害などによって判断能力が十分ではない人を保護するための制度。本人の判断能力により，「補助」「保佐」「後見」の類型がある。
*3：一般就労（企業などへ就職し，雇用契約を結んで働くこと）が難しい障害のある人が，障害福祉サービスの中で就労の機会を選択しながら働くこと。
†4：通所によって，障害者等に創作的活動または生産活動の機会を提供，社会との交流の促進などの便宜を供与する，障害者の日常生活及び社会生活を総合的に支援するための法律（障害者総合支援法）上の施設。地域の実情に応じ，市町村での創意工夫により，柔軟な運営，事業の実施が可能。

引用文献
1）粟田主一（研究開発代表者）（2020）：わが国における若年性認知症の有病率と生活実態調査．精神医学，62（11）：1429-1444.

参考文献
・山川みやえ，他編（2022）：認知症 plus 若年性認知症―多職種で取り組む生活支援，日本看護協会出版会.
・沖田裕子，他（2022）：制度や就労支援のことがわかる！　若年性認知症の人や家族への支援のきほん，中央法規.
・河野和彦監修（2020）：ぜんぶわかる認知症の辞典，成美堂出版.

3　今までどおり，なじみの居酒屋に行きたい

本人の楽しみより安全性を重視すべきなのか

● **事例紹介**

　齋藤義和さん，80 歳代，男性，血管性認知症。長男，孫との 3 人暮らし。

　齋藤さんは，軽度の物忘れがあったが，日常生活は自立しており，バスを利用して居酒屋に通うのを楽しみとしていた。1 人で外出して道に迷うことはなかったものの，歩行時に軽度のふらつきがあったため，長男は居酒屋に行くことに不安を抱いていた。

　ある日の朝方，ベッドサイドに倒れている齋藤さんを長男が発見し，救急搬送された病院で脳梗塞と診断され，入院となった。入院時には右上下肢に麻痺が生じ，歩く際には身体を支える介助を要する状態であった。記憶面でも，入院前と比べると「少し前に会話した内容」や「スタッフの名前」などを何度伝えてもほとんど覚えておらず，「自分がなぜ入院しているのか」さえ理解は曖昧であった。「歩きにくい」「まだ動くと疲れやすいね」と言い，身体機能が低下していると自覚しているようだったが，反面，「（家に）帰れば大丈夫だと思うけどね」といった発言も聞かれ，病識の低さがうかがえた。

　齋藤さんのリハビリテーションを担当することになった理学療法士は，まず，本人にどこまで病識があるのか，どの動作までが可能で，何が困難となっているかを整理した。その結果，本人も右半身が動かしにくいと認識しているものの，「今までと変わらず動くことができる」といった発言が目立ち，右半身麻痺による「転倒のリスク」については，十分に理解できていない様子であった。動作面では，1 人で起き上がり，手すりにつかまりながら歩くことはできるが，右半身に力が入りにくいのを忘れてしまい，歩行中に右足がつまずく，方向転換の際に右側へよろけてしまうことも多かった。理学療法で，左手で柵や手すりにつかまって，より安全に車椅子へ乗り移る練習，杖を使用した歩行練習などを行い，徐々に日常生活に必要な「移動能力を中心とした動作」

の介助量は軽減していった。そして入院後1か月ほどで1人での杖歩行が可能となり，その後は杖なしでの歩行練習に移行し，10分間連続で歩き続けられるほどに体力も向上していった。

また，同じく齋藤さんを担当することになった作業療法士は，歩行中にきょろきょろと周囲に視線が向いて「集中できない様子」や，何度繰り返しても「道順を覚えられない様子」から，注意障害，記憶障害，地誌的障害があると評価した。そしてこれらの課題へのリハビリテーションとして，間違い絵探しやパズルなどの課題，院内の道順を覚えて指定する場所へ向かってもらうなどの訓練を実施した。

しかし，もう少しで退院という時期になっても，廊下で人とすれ違うと，そちらの方をきょろきょろと見渡してふらついたり，まわりの地理的な情報を正確に認識することが困難な地誌的障害が残存し，また，道順を覚えきれず同じ場所を行ったり来たりしている状況であった。さらに，「1人で歩いてはいけない」という定められたルールを覚えることができず，1人で歩き，トイレなどで部屋から離れると，病室まで帰れなくなってしまっていた。このように，1人で歩く能力があっても，院内で自立して行える動作は，食事や整容といった室内でのみ行える限定的なものであった。

病棟では看護師が，日常生活動作（activities of daily living：ADL）を拡大するために，ベッドから離れる際にはナースコールを押してもらうよう説明し，その旨を紙に書いてテーブルに置くなどして注意喚起していた。しかし齋藤さんは，「呼んでもなかなか来ないでしょ？」「もう転ばないから平気だよ」と，相変わらず1人で歩いてしまう。やむをえず，齋藤さんが1人で歩いていたら，見かけたスタッフが見守るという形で対応していた。

退院が近づくにつれて，齋藤さんからは，「帰ったら，なじみの店で一杯やりたいよね」「お酒は少ししか飲まないから，転ぶことはないよ」といった発言が増え始めていた。担当理学療法士は，これまで観察してきた様子を踏まえて，「飲酒していないときでもふらついているから，酔っ払ったらなおさら転びやすくなりますよ」「病室までの道のりもわからなくなることがあるのに，バスを使って行き帰りをするのは難しくないですか」と伝えても，「家に帰ったら大丈夫だよ。それに，居酒屋で友達と話していた方がよっぽど元気になる

よ」の一点張りで，聞き入れようとはしなかった。長男からは，「一度言い出すと聞かないから困ります。でも，飲みに出かけるのを楽しみにしていたのは確かでしたから，どうすればいいのか悩みます」との発言があった。

● 本人・家族・リハビリスタッフの退院後の生活に対する価値（図）

本人

今までどおり，なじみの居酒屋に1人で行きたい。周囲の人から前より歩行がふらついていると指摘されるが，入院前と変わらないと感じている。

長男

父親が居酒屋で友達と話すことを楽しみに生活していたことを理解しており，できればかなえてやりたいが，もともと1人で出かけることには不安を感じていた。しかし，一度言い出すと聞かないので，どうすればよいのか悩んでいる。

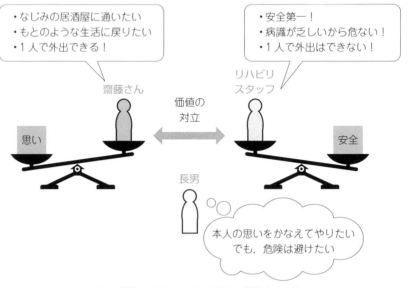

図　価値の対立と，その狭間で苦悩する家族

担当理学療法士・作業療法士

　退院後に1人での屋外歩行は転倒や道に迷うリスクが高い。安全に生活することを最優先に考えると、1人での外出には制限をかける必要がありそう。

● 本事例の倫理的問い：安全を守りつつ、本人の楽しみを実現するにはどうすればよいのか

　齋藤さんは、1人で外出して居酒屋へ通い、友達と話したいと考えており、また、自身の身体機能および認知機能低下を実感していないことから、それが実現可能だと思っている。一方、理学療法士と作業療法士は、齋藤さんに転倒や道に迷うことなく安全に生活してもらいたいと考えている。また、長男は、父親の希望をできればかなえたいが、危険なことはしてほしくないと悩んでいた。

　そこで、理学療法士と作業療法士とで相談し、理学療法士は屋外歩行を想定した体力とバランス能力向上のための訓練を実施し、作業療法士は認知機能の訓練を行い、さらに、病棟看護師には日常生活上での記憶面の観察を依頼し、退院後に1人で居酒屋に行けるかどうかの評価を継続する方針となった。

● リハビリスタッフと医療者が行ったアプローチ
（1）1人での外出が可能かどうかを評価

　リハビリテーションでは、屋外歩行を想定した体力の評価として連続で長い距離を歩く訓練を実施し、バランス訓練では足場の狭い場所の歩行や、物を持った状態での歩行などの練習、またぎ動作といった応用動作の練習を進めた。さらに、認知機能の改善を目指し、計算問題、間違い絵探しなどのプリント課題を行い、並行してスクワットなどの自主トレーニングのメニューを決め、終えたものには自身でチェックをしてもらった。また、定期的に「改訂長谷川式簡易知能評価スケール」（HDS-R）による認知機能の評価を行った。

　看護師は、トイレの際にはナースコールを押して看護師を呼んでほしいと伝え、どこまで守ることができるのかということや、定時に行われるレクリエーションの際に役割を割り当て、忘れずに行えるのかといったことなど、記憶の評価を継続した。

（2）本人も交えた退院時カンファレンスの実施

　退院前にまず，リハビリスタッフ，看護師，医師とで意見を共有し，「院内評価の結果からは，記憶障害，注意障害によって屋外移動が1人で安全に行えるとは言えない」「転倒を繰り返し，骨折などの怪我をしてしまえば，それをもとに ADL の低下を引き起こす可能性もあるため，1人で出かけるのは危険である」という結論に達した。

　そして，本人と長男を交えた退院前カンファレンスで，医師から，飲酒をして1人で歩いているときに「転倒」することを繰り返せば，最終的には今よりも身体機能が落ちてしまうリスクがあるということが2人に伝えられ，飲酒や外出そのものに制限はなかったが，当面は「1人での外出」を控えるようにとの説明がなされた。

　退院後に関しては，まず服薬管理や外出頻度の低下を防ぐためのデイサービスを手配し，徐々に活動範囲が広がっていけば訪問リハビリの導入や訪問介護員（以下，ヘルパー）との外出などを組み込んでいくことを提案した。カンファレンスの間，齋藤さんは黙って，時折，頷きながら聞いていた。

● 本事例の振り返り

（1）後日談：退院後の齋藤さんの様子

　齋藤さんの自宅退院後，初回の外来通院時に付き添って来た長男に対し，理学療法士は，「その後の生活では，何かお困りのことはありませんでしたか」とたずねてみた。

　長男によると，齋藤さんは，退院して数日間は問題なく生活していたものの，やはり1人で外出することや居酒屋へ通うことを希望しており，長男はそのたびに話題を変えたり，「もう少し生活が落ち着いたらにしよう」と言って，居酒屋に行くのは難しいことをやんわりと伝えたりしていた。しかし，齋藤さんの口から，「以前のような生活にはもう戻れないのかな」「これなら家に帰っても病院にいるのと変わらないよ」といった言葉が繰り返されるようになり，しだいに居酒屋へ通う以外のことに対しても無気力になってしまったのだという。そのため，長男は，退院時に聞いていた医療側の意見と父親の意見との間で迷いが生じていたとのことであった。

最終的に，長男は本人の意見を尊重すると決め，もしこれで転んだりしても
それは仕方がないことだと考え，外出や居酒屋へ通うことを許容した。最初は
長男が付き添いながら居酒屋に行ったが，意外にも道に迷うことはなかったと
いう。本人も店での飲酒量を調節しながら慎重に通うようにしていたため，医
療従事者らの予想に反し，屋外歩行でも転ぶことはなく，バスの利用も問題な
く行えた。そのような経験が本人には非常に嬉しく，以前と同じ生活を送るこ
とができているという自信から，その後は居酒屋以外への外出も積極的に行う
ようになっていった。そして，退院直後よりも活気に満ちた表情になり，自宅
に閉じこもることがなくなったために身体機能が向上し，ふらつきもしだいに
減少していったとのことであった。

（2）本事例から学ぶこと

本症例で注目すべき点は，入院生活では自室とトイレの往復という数 m の
移動ですら道を覚えられなかったにもかかわらず，退院後には数 km 離れた飲
食店に公共交通機関を利用して通うことができている点である。

認知症の患者は，新しい情報を記憶することが難しくなるが，以前からある
記憶は比較的保たれることが多い。これは，認知症における記憶障害の特徴の
一つである。海馬は，情報の短期記憶から長期記憶への移行を担う重要な脳領
域であり，新しい情報を処理する際には活発に働く。しかし，認知症により海
馬が障害されると，新しい情報が長期記憶に蓄積されにくくなると考えられて
いる[1]。

一方で，過去の記憶は，海馬ではなく，大脳皮質と呼ばれる脳領域によって
保持される。大脳皮質は，長期間にわたって情報を保持する能力を持ち，認知
症の初期段階では比較的機能が保たれていることが多い。そのため，認知症患
者には，過去の出来事や人物，学んだことなど，以前からある記憶を相対的に
保っているケースが多く見られる[2]。

患者にとって病棟は，入院後に初めて過ごす空間であり，移動時にはナース
コールを押すことなど，これまで習慣としていない行動を求められる。どれも
まさに新しい情報であり，海馬の機能を利用しなければならないものである。
そのため，記憶として取り込まれず，入院期間中には自室からトイレまでの経

路でさえ覚えることはできなかったものと考えられる。

　しかし，なじみの居酒屋への経路は記憶として保持されていたため，自宅か
らバス停への移動，目的地行きのバスの選択，最寄りのバス停での降車，居酒
屋への移動，これらを問題なく遂行し，目的地へ到着し，店で飲食後も帰宅す
ることができたのであろう。

　本事例は，認知機能が低下していても，手続き記憶など一部の機能は保たれ
ているケースもあり，入院中にできなかったことは退院後も同様にできないも
のと決めつけることの危険性を教えてくれた。入院中に評価・判断できない課
題に対して，退院時に無理に結論を出さないことも時には必要である。

（那須直史・小幡茂人）

引用文献

1) 酒井邦嘉（1997）：The brains interview―記憶のメカニズムを探る．*FIND*, 15（5）: 3-5.
2) 浅井憲義，大熊明（2013）：認知症のある人への作業療法，中央法規出版，p. 49-50.

Voice

介護って，価値観の転換を強いられるんです

　私は60代で，夫は70代。今，家では私の母と同居し，3人で生活しています。

　父は特養で3年くらい過ごし，亡くなりました。夫に比べれば認知症はそれほど進んでいませんでした。ユニット形式の特養に入っていましたが，スタッフの数は少なく，入居している人の要介護度は高く，昼間に行ってもシーンとしている印象がありました。父は特養と家を行き来していたんですが，家ではベッドからリビング，トイレまで歩かせていました。施設でも歩かせてほしいと要望したのですが，「そうですね」とは言うものの，実際には難しかったんだろうと思いす。もっとたくさんの目があれば，それも可能だったかもしれないと思っています。

　夫のアルツハイマー型認知症の診断は，16年前です。病院に行かなくちゃと思ったきっかけは，温泉に行ったときです。自分の服がどこにあるかわからなくなったんです。大浴場には浴衣を着て行ったんですが，部屋に帰ってきたら，丈の長い浴衣を着ていて。それに，パンツも違うんじゃない？って。

　夫は学校の教員をしていて，少しずつ頼まれた仕事を忘れるっていうことには自分でも気づいていたようなのですが，日常の家での生活ではわからなかったんです。介護して16年になりますが，最初の10年くらいは，細かい問題はあったものの，誰かのサポートがあれば普通に生活できるくらいで，家の中も1人で歩いていました。私もフルタイムで仕事をし，たしかそのころは要支援2でした。その後，だんだん歩けなくなっていったんです。薬の影響もあり，転倒して圧迫骨折を繰り返しました。

　6年くらい前に，1人で家にいるのは危ないなと思うようになったんです。土日以外は，小多機（小規模多機能型居宅介護）を利用し始めました。

残業のときなど，柔軟に時間を延ばせるし，夕飯も追加できるので，仕事している私には合っていました。

　そのころから，私の顔を見て「久しぶりだね」と言ったり，幼なじみの名前で呼んだりしたので，私のこともわからなくなったんだと思いました。それでもまだ，今と比べれば普通の生活をしていましたね。一般の人の「普通」の生活とは違うでしょうけど。普通に物を食べて，家の中では歩けていても，まわりに注意をしながら歩くというのが難しいので，外は車椅子を使って，年2回旅行に行ったりとか。

　今はなかなかコミュニケーションが難しくなりました。5年前から要介護5です。肺疾患の持病があり，心臓も悪いので，コロナ禍になって，サービス利用を控えていますね。寝ていることが多いです，今ここにいるんですが，声を「あー」って出して，ほら，聞こえる？　でしょう。

　食事はミキサー食で，食べるときは起こしています。家では2mくらい歩かせます。ベッドからトイレまで歩かせ，排便はできるだけトイレでするようにしていますが，便座に座るのがもう大変。椅子に座るのがとても難しい。椅子を見て「ここだよ」と言っても，どうやってこの椅子に体を動かして座ればいいのかわからないんだと思います。便座ではなく，床に座り込んでしまうことがあります。

　座り込んでしまうと私の力では立たせることができないので，今は床上10cmまで下げられるベッドを使って，夫を引きずってきて，ベッドに引き上げるんです。デイサービスで週2回お風呂に入りますが，2階にお風呂があって，家でも入っています。階段を昇らせるのは大変ですが，調子のいいときは何とかできます。お風呂から出てベッドに戻る途中で床に座り込むともう大変。階段のところまで引きずって，お尻で降りるんです。訪問リハビリの方に手伝ってもらうこともあります。このようなことをしているから，何とか歩けるのかもしれませんね。大変だけど，頑張って歩かせるということがあってもいいかなと。大変だから，何でやるんだとも言われますが，寝たきりになるのは簡単です。起こさないとずっと寝たままだし。

トイレで排便したいときだけは，ベッドから自分でむくって起きるんですよ。上体を起こすんです。普段は起こそうと思っても起きないんだけど。そんなときは比較的足取りも前に進もうと軽い感じで，意思があるんですよ。意思があると歩けるんです。私は力も体力もないし，力ずくでは夫を動かせないから，むしろ本人の意思を尊重できているのかもしれませんね。施設だと時間のこともあるし，夫の動きを待っている時間もないでしょう。

　認知症が中等度になって以降，入院する際は毎回私が泊まり込みなんです。あるとき，用事をしに自宅に戻る必要があったのですが，もしかしたら夫がベッドから降りようとするかもしれないと，夫のベッドの両サイドに柵をしてから，出かけました。用事を済ませて病院へ戻ったら，夫が廊下に裸足で立っていて，看護師さんたちに囲まれていたんです。どうしたのって聞くと，トイレに行きたかったんだって。ベッドの柵を乗り越えて，廊下に出たのですね。拘束の同意書はサインしているんですけど，やっぱり拘束はされたくないんです。

　点滴を抜いてしまったりしたこともありました。私が仕事に戻らなくちゃならないときは，車椅子に移り，ナースステーションで看護師さんに見ててくださいって，拘束しないでねって言っていました。

　そうですね，幸せを感じるときですか。夫がトイレに座って待っているとき，時々頭をなでてくれる，そんなことをしますね。それから，夫が暴れちゃったりすると，自分のことを「僕，ダメだね」って言うんです。そういうことを感じるときがあるんでしょうね。そういう様子に接したりすると，まあ2人で一緒に頑張っているのかなって。皆が私のようにすればいいと思わないです。その家族，その人に合った「ベスト」と考える方法でやるしかない。

　母も認知症です。コロナ禍を機に同居していますが，母は地元で暮らしていた方がよかっただろうと思って，申し訳ないと思っています。今は夫が感染するといけないので，Ⓝのデイサービスも休ませています。本当は行きた

いだろうと思います。でも万が一，母から夫へ感染したら，自分が母を責めてしまうと思うんです。

　母は社交的で，人と話すのが好きな人なんです。今は訪問リハビリで家で卓球をしたり，散歩に同行してもらったりしています。家では洗濯を仕事としてやってもらっています。物忘れはひどいですね。家のまわりの道を全然覚えられません。

　自慢していいですか。コロナ禍で韓国語の勉強を始めました。韓国語能力試験（TOPIK）の最上級をとりました。20代のころに少し勉強したことがあったんですが，それからは何もしていませんでした。家の中で介護だけしていると，受け身で，しかも一所懸命努力しても成果はないんですよ。やっぱり介護って，価値観の転換を強いられるんです。ずっと，私たちって努力すれば成果を得られる，頑張って何かを得るって生活してきたじゃないですか。でも介護って，一所懸命やっても，相手はどんどんできなくなることばかりになって，認知症（の進行）は止まるわけじゃないし，失われることばかりに向き合わなくちゃならない。手から砂がこぼれ落ちるような感じです。

　コロナ禍前は介護仲間と会ったり，楽しいことはあったけれど，コロナ禍では家にいてずっと夫のお世話をして，自分がつらい，自分には何もないって思うことがありました。語学の学習って，地道にやればそれなりの成果が出てくるので，なんか自分で積み重ねることで成果が出るものがほしかった。努力してプラスになることをやりたかった。自分を支えるためにどうしても必要だったんです。

（鶴若麻理／語り：A氏）

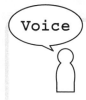

Voice

本人が困っていないのなら，最低限のサービスでいい

　私は，2018 年から伯母（母の姉）を介護しています。伯母は 87 歳でアルツハイマー型認知症，要介護 1 で 1 人暮らしです。私の仕事がケアマネジャーということもありますが，小さいころからこの伯母とはよく会っていましたし，大学が伯母の家の近くでしたので，泊まらせてもらって通ったこともあり，いずれは介護してほしいと亡き伯父からも頼まれていました。第二の母と思っています。

　伯母は，外国の方と結婚した娘を，若いうちに亡くしています。外国と日本を行き来しながら，16 年間ずっと孫を育ててきました。今はデイケアに 1 週間に 1 回，訪問リハビリを 1 回利用しています。私は 1 週間に 1 回ほど，会いに行っています。短期記憶力が低下していますが，ほぼ自立した生活で，買い物も行きますし，簡単なものなら調理もできます。

　仕事では，本人と家族の状況や希望を聞き，サービスを入れたり，専門医の受診をすすめたりしています。ただ，今までの経験の中で，本人より家族の意向が強い場合，必ずしもよき方向に進むとは限らないので，本人が穏やかであれば，できることを維持するのがいいなあと，伯母に対して考えています。今は家族としての大きな困りごとがあるという段階ではないので，本人の困りごとが少しでもなくなるよう関わっています。いろいろな人を見てきて，本人が困っていないのなら，最低限のサービスでいいかなと思って，それを伯母には実践しています。

　最近は「携帯電話がなくなった」とたびたび電話があったりします。いつも決まった場所にあるのですが，寂しいのかな，とも感じます。請求書が届くと「ちょっと来て」と電話があり，「時間つくって行くね」と言うと本人は落ち着きます。

　投資の詐欺にあいそうになったこともありました。本人から「〇〇さんが

来るけど，その人，どんな人，だろう」と言うので，「どんな話，してた？」と聞くと，「とりあえず来るって言ってた」と。海外不動産投資の話で，私が駆けつけて回避できましたが，その後，（電話機に）迷惑防止装置を取りつけました。

　仕事柄，多様な価値観を持つ人の困りごとに向き合うのですが，自分の価値観は少し脇に置いて関わっていきます。そのため，伯母に対しても，心が極度に揺り動かされるというわけではなく，心を比較的平坦にして関わることができていると思います。認知症の伯母を肯定して対応している姿を自分の家族に見せるのが，私の使命かなと思っています。自分自身が認知症になるかもしれない将来につなぐためでもありますね。

（鶴若麻理／語り：B氏）

2-2　本人の意思決定能力が過小評価されていないか

4　夫もあの診療所には通いたくないと言っていました

重度認知症高齢者は，自分の退院後の方針を話し合う場に
参加できないのか

● 事例紹介

　高橋伸行さん，83歳，男性，アルツハイマー型認知症。

　高橋さんは，78歳の妻と関東近郊のA市で2人暮らし。子どもは長男と長女の2人がいて，それぞれ結婚している。長男は同じ関東近郊で暮らしているが，両親宅に行くには，車で片道1時間程度かかる。長女は遠方に住んでおり，数年会えていない。

　ある日，高橋さんが自宅のベッドから転倒し，動けなくなっているところを妻が発見した。A市内の総合病院にそのまま救急搬送され，腰椎圧迫骨折の診断で，整形外科病棟に緊急入院となった。担当の整形外科医師から妻には，高齢であり，手術による身体への負担を考慮すると，手術はせずに保存的治療がよいと思われること，また，歩行や日常生活を営むためのリハビリテーションが引き続き必要であることが伝えられた。妻からは，「夫は以前から『自宅で気ままに生きて死にたい』と話していましたので，家に連れて帰ります」と，退院後は自宅に帰らせたい意向が伝えられた。また，病棟看護師も，高橋さんが「家に帰りたい」と発言しているのを日常的に聞いている。

　整形外科病棟では，自宅退院に向けて，鎮痛薬の内服で痛みを抑えつつ，常にダーメンコルセット（腰部を固定する装具）を着用し，リハビリテーションでは，フリーハンドでの歩行練習をしていた。トイレは付き添いが必要であるが，歩行は歩行器を使用して可能，入浴は軽介助で，食事はベッドで1人，端坐位にて可能であった。

　高橋さんは，5年前に大学病院でアルツハイマー型認知症と診断され，認知症の進行を抑える薬を複数内服しているが，入院時の「改訂長谷川式簡易知能

評価スケール」（HDS-R）のスコアは8点で，明らかな認知機能障害があり，自身が入院していることも理解できていない様子であった。また，認知症の行動・心理症状（BPSD）による易怒性や過活動，内服やリハビリテーションの拒否，おしぼりを食べてしまうなどの異食行動も見られた。主治医は，退院後，自宅で生活するには，リハビリテーションの継続や自宅退院に向けたサービス調整が必要と判断し，2週間の入院後，院内の退院に向けたサービス調整やリハビリテーションを専門とした病棟である地域包括ケア病棟に転棟することになった。

　また，高橋さんは，認知症の診断をされたのと同じ大学病院で，慢性心不全，慢性腎不全の診断を10年前に受けており，降圧薬などの内服治療を行いながら，自宅近くにある腎臓病専門の診療所に通院し，治療を継続していた。

　退院に向けた妻との話し合いの場で，整形外科医師は，腎不全の治療への対応として，入院中はそれまで通っていた腎臓病専門診療所から処方された持参薬の内服を継続し，食事は塩分・蛋白質制限食を摂取して，退院後にはその腎臓病専門診療所への通院を続けるようにと何度か伝えていた。しかし妻は，「この病院で診てほしいです。あの診療所の医師は，何年も通っているけれど何の治療もしてくれていないようで信用できません」「夫もあの診療所には通いたくないと言っていました」と言い，「私は夫にはできるだけ自宅で元気に

| 【妻】 もともと通っていた腎臓病専門診療所は，治療もしてくれず，信用できない。A市の総合病院で診てもらうのがよい | 価値の対立 | 【医師・看護師】 A市の総合病院には腎臓内科がないため，もともと通っていた腎臓病専門診療所での治療を継続した方がよい |

【本人】
妻によると，「あの（もともと通っていた腎臓病専門の）診療所には通いたくない」と話していた
※話し合いに高橋さん本人が参加していないため，実際にはどのように考えているかは不明

〈なぜ，高橋さん本人が話し合いに参加していないのか？〉

図　高橋さんの今後の治療に関する価値の対立

過ごしてほしいんです」とも発言していた。

　A市の総合病院には腎臓内科がなく，妻と医師，看護師との間で，何度か話し合いがなされていた。医師は妻に対し，腎臓病専門診療所から処方されている薬から，慢性腎不全の治療はしっかり行われていると考えられるということ，さらに，長年通院している診療所の方が，これまでの治療の経過や検査の結果などの情報が蓄積されていることから，より有効な治療方法を選択できると考えられると説明したが，妻は納得していない様子であった。

● 本人・家族・医療者の退院後の治療や生活に対する価値 （図）

本人

　妻によると，以前，「あの（もともと通院していた腎臓病専門の）診療所には通いたくない」と話していたという。また，妻いわく，「以前から自宅で気ままに生きて死にたい」と話していたといい，看護師も，「家に帰りたい」と発言しているのを聞いている。

妻

　夫にはできるだけ自宅で元気に生きてほしい。今まで何年も通っていた腎臓病専門診療所の医師は，何の治療もしてくれていないようで信用できないし，夫も「あの診療所には通いたくない」と話していたため，通院させたくない。退院後も引き続きこの病院で治療してほしい。

医療者

　退院後は，長年通院している腎臓病専門診療所で診てもらう方が，これまでの治療の経過や検査の結果などの情報も蓄積されており，より有効な治療方法を選択できる。処方されている薬からも，しっかりと治療が行われていると考えられ，高橋さんにとって最良の選択（善行）である。

● 本事例の倫理的問い：高橋さん本人が退院後の通院先を決める場に参加していないのはなぜか

　高橋さんが地域包括ケア病棟に転棟してから，妻と医師，看護師との間で，

退院後の通院先について何度か話し合われたが，話はまとまらなかった。

　看護師は，そもそも本人を除いて話し合いの場が持たれていることに疑問を感じた。そこで，高橋さんの退院に向けてどのようなアプローチが必要かを病棟看護師間で話し合った際，「高橋さん自身のことを決める場に，本人が参加していないことが問題だと思う。本人にも参加してもらうのはどうか」と提案してみたところ，多くの看護師より，「高橋さんは，アルツハイマー型認知症でHDS-Rのスコアは8点，普段の看護師との関わりにおいても意思疎通が困難で，著しい認知機能障害が認められている。話し合いの場に参加しても混乱するだけで意思決定はできず，余計に話がまとまらないのではないか」などの否定的な意見が出た。しかし，別の看護師より，「高橋さんとの会話の中で，家族や昔の仕事のことを話題にすると，意思疎通が比較的良好に行える様子だった」などの意見もあった。

　結局，この看護師同士の話し合いのみでは，本人に退院後の通院先を決める場に参加してもらうかどうかについては，決定できなかった。日常生活面や，高橋さんと妻のコミュニケーション，会話の成立状況などを十分見極めてから検討した方がよいという結論になった。

● 看護師が行った具体的なアプローチ
（1）高橋さんの，妻との日常生活におけるコミュニケーションを観察

　他の看護師から，高橋さんは妻との会話ではやりとりが成立しているという情報があったため，看護師は，妻が面会に来た際の2人の会話の様子を，病室でともに会話に参加しながら観察した。すると，普段，医療者が清潔ケアなどで関わる際には，終始険しい表情をし，その際の医療者の声かけに対しても要領を得ない返答が多く見られていたが，妻と会話しているときの表情はとても穏やかで，妻が家の状況を話していることに対し，頷いたり，相槌を打ったりしながら聞いていた。さらに，長男について「あいつは元気にしているのか」などと妻にたずねる様子も見られ，家族のことを気にかけていることもうかがわれた。

　看護師が妻に，「高橋さん，今日はとても楽しそうにお話しされていてよかったです。入院以来，難しい顔をされていることが多かったので」と話しかけ

ると，妻は「そうなんですか，家じゃいつもこんな感じですよ。わりと頑固な性格ですけど，怒ったりもせず，穏やかなんですよ」と話した。妻の面会が終了した後も，ケアなどで訪室した際に続けて様子を観察したところ，妻の面会があった日は，BPSD による易怒性や過活動などの症状は見られず，普段と比較して表情も穏やかで，会話による意思疎通も良好であることがわかった。

　以上のことから看護師は，アルツハイマー型認知症で HDS-R のスコアは 8 点と，高度に認知機能が低下した状態ではあるが，妻とともに話し合いの場に参加すれば，BPSD の易怒性や過活動もなく，退院後はどこに通院したいかについて，高橋さん自身で意思を表明できる可能性があると考えた。また，その場では通院先の希望をしっかりと述べることができなかったとしても，妻と医療者との間で平行線となっている議論に何らかの変化が生じる可能性があると考えた。

　看護師は，他の看護師に対し，妻との間で行われていた会話の様子やその後の高橋さんの様子の変化について説明し，妻とともに話し合いの場に参加すれば，自身で退院後の通院先の希望を表明できる可能性が十分にあると伝えた。他の看護師からも，「最初の（看護師間での）話し合いの後，高橋さんとの関わりの中で，意識的に家族の話題などを出して会話をしてみたところ，とても穏やかな様子で嬉しそうに会話ができていた。自身のことを決定する話し合いに参加できる能力は十分にあるのではないか」と，高橋さんが話し合いに参加することへの肯定的な意見が多く聞かれ，妻と医療者間での話し合いの場を再度設定し，高橋さん本人の参加を提案してみようとの結論に至った。

（2）話し合いの前に高橋さんと妻との面会を提案

　高橋さん本人にも参加してもらって退院後の通院先について話し合うに当たり，看護師はまず，通院先についての話し合いを再度行う必要があることを医師に提案した。そして妻にも，改めて高橋さんを交えた話し合いを行わないかと電話にて相談し，日時を設定した。妻にはさらに，話し合いの前に高橋さんと面会してもらうように提案した。そこには，話し合いに参加するに当たって，高橋さんに少しでも安心し，自身の希望を述べられる精神状態になってもらいたいという意図があった。

　妻との面会中の高橋さんの表情は終始にこやかで，表情や発言からも安心している様子が観察され，看護師は，これなら話し合いでもしっかりと自身の希望を述べられるのではないかと感じた。

（3）本人を中心とした話し合いの場の設定

　面会後，カンファレンスルームにて，退院後の通院先についての話し合いを行おうとした際，看護師は，妻と主治医に対し，「高橋さんご自身に関するお話ですから，ご本人の意見が大変重要かと思います。ここにお連れして話し合いに参加していただくのはいかがでしょうか」と改めて投げかけ，両者の同意が得られたため，高橋さんにも参加してもらい，話し合いを始めた。

看護師「高橋さん，今，高橋さんがこの病院を退院したとき，腎臓の病気を誰に診てもらおうか，奥様と話し合っています」

高橋さん「あ，はい」

妻「ねえ，お父さん，この病院を退院した後に通う病院の話なんだけど，こちらの先生からは，○○診療所を受診するよう言われているの。でも，あそこにはもう行かないって，お父さん前に言っていたわよね」

高橋さん「え，そんなこと言っていないよ。あの先生にはとてもお世話になっている。長年，親切に診てもらっているから」

妻「え……じゃあ，退院した後もあそこに通院するってことでいいの？」

高橋さん「当たり前だよ」

妻「あらそう？　お父さんがそう言うなら，それでいいわね」

　高橋さん自身が退院後の通院先についての考えを表出でき，妻も夫の考えを理解でき，今まで通っていた診療所に通うことになった。そしてその後，高橋さんは，腰椎圧迫骨折による疼痛も緩和し，リハビリテーションによって，おおむね入院前のようにフリーハンド歩行ができる状態まで改善したため，自宅退院した。

● 本事例の振り返り

　本事例において，当初，本人の参加なしに妻と医療者間で退院後の通院先に

ついて話し合いが行われていたのは，医療者が，入院中の普段の様子や HDS-
R のスコアから，高橋さんには退院後の通院先などに関する判断は困難である
と考えていたためである。このようなことは他の医療現場においても生じると
考えられる。その背景には，医療者が認知症高齢者本人の判断能力を過小評価
していることから，さまざまな意思決定が家族などによる代諾が基本となって
いる現状があると推察される。

　しかし，妻との会話の様子から，高橋さんに当初見られていた認知症の症状
による意思疎通の困難さや，BPSD の易怒性や過活動は，入院という急激な環
境変化に何とか対応しようとし，混乱した結果であったと考えられた。事前に
妻との面会を行うことにより，高橋さんにとって安心できる，入院前の環境に
近づき，入院環境に伴うストレスが軽減して易怒性や過活動の症状が緩和し，
会話も円滑に行えていたのであろう。実際，BPSD の原因としては，脳の構造
や機能の変化によるもののほかに，不安やストレスなどの心理的側面も，問題
となる気分や行動の障害の出現に強く関与していると考えられている[1]。つま
り，妻と会話することで安心感が得られ，高橋さんの意思決定に関する「持て
る力」が最大限に発揮されたのであろう。

　では，高橋さんの意思決定に関する「持てる力」とは何かを考察してみよ
う。記憶は，貯蔵時間によって，即時記憶，近時記憶，遠隔記憶の３つに分類
されており[2]，アルツハイマー型認知症の記憶障害には，発症早期より近時記
憶が障害され，そして症状が進むにつれて即時記憶や遠隔記憶が障害されると
いう特徴がある[3]。つまり，聞いた話をその場で返答するような，１分間程度
保持される記憶である即時記憶は，認知機能障害の症状の進行の程度により，
障害されていない可能性があり，その場合は，アルツハイマー型認知症であっ
ても，その場での意思決定は十分に可能であると考えられる。高橋さんも，そ
の即時記憶が「持てる力」として残されていたため，自身の思いをしっかりと
表明できたのであろう。

　HDS-R のスコアや入院中の医療者との関わりの様子，前述のアルツハイマ
ー型認知症の記憶障害の特徴から見れば，通院先についての話し合いの内容
は，高橋さん自身がその後，忘れてしまう可能性は高い。しかし，退院後の通
院先について考える場に自分が加わったこと，そのことに非常に意味があり，

さらには，妻が納得することにもつながった。

　また，本事例では，看護師間での話し合いを行うことにより，病棟看護師は，認知症のある患者であっても自分の考えを述べられるということ，今後のことを決める場に患者自身が参加して希望が言えるような環境を整えることが重要であるということを再認識することができた。さらには，患者の「持てる力」を信じ，発揮できるよう支援することが，患者の希望をかなえ，尊重する関わりにつながることも学ぶことができた。

　近年，日本では超高齢社会に伴う認知症高齢者の増加により，認知症ケアにおいては当事者性が重視されている[4]。2019 年に公表された「認知症施策推進大綱」[5] においても，認知症高齢者本人の視点が重視されている。本人の希望や発言を尊重するには，医療者一人一人が，「認知症があるからできないだろう」という認識を改め，認知症高齢者の「持てる力」を信じ，それを高める関わりを意識して行う必要があるだろう。

（山隈岳大）

※本項は，読売新聞社の医療・健康・介護サイト "yomiDr."（ヨミドクター）に本書編者・鶴若が連載中のコラム「看護師のノートから〜倫理の扉をひらく」〈https://yomidr.yomiuri.co.jp/column/tsuruwaka-mari/〉に掲載した記事［2022 年 11 月 10 日公開］で初出の事例について，読売新聞社の許可を得て，当該記事を一部利用し，大幅に加筆して再構成したものである。

引用文献
1）国際老年精神医学会（日本老年精神医学会監訳）(2013)：認知症の行動と心理症状 BPSD，第 2 版，アルタ出版．
2）日本神経学会（2017)：第 2 章　症候，評価尺度，検査，診断．認知症疾患診療ガイドライン．
〈https://neurology-jp.org/guidelinem/degl/degl_2017_02.pdf〉
3）長谷川和夫監修，本間昭，永田久美子編集（2014)：知っておきたい認知症ケア最前線─理解と実践─，ぱーそん書房，p. 64.
4）中島紀惠子（2018)：認知症ケアにおいて当事者の声を聴くことの重要性．日本認知症ケア学会誌，17（2)：377-383.
5）厚生労働省（2019)：認知症施策推進大綱．
〈https://www.mhlw.go.jp/content/000522832.pdf〉

5 ご飯が食べられなくなるなら，手術をしなきゃね

認知症と診断された人の意思はどう扱われるべきか

● 事例紹介

　平川清子さん，79歳，女性，慢性腎臓病，大腸がん，アルツハイマー型認知症。

　平川さんは未婚で親戚とは疎遠。他界した内縁の夫のみが身寄りであった。現在は高齢者施設で生活しており，高齢者施設への入居，透析クリニックへの通院手続きの際には，疎遠であった甥が手伝ってくれた。

　5年前に高齢者施設への入居のため健康診断を受けたところ，慢性腎臓病と診断され，血液透析導入となった。入居後は週に3回，透析クリニックへ通っていた。

　平川さんは，施設での毎日のお茶会が大好きで，季節折々のお茶菓子を他の入居者とともに食べることを楽しみにしていた。几帳面な性格であり，自室は常に整理整頓されているが，整理した物の場所を忘れたりすることもあった。施設の職員を家族のように思い，ここでの生活に満足している様子だった。また，透析クリニックへの通院も楽しみにしており，通院当日には朝早くから支度をして待っていた。

　ある日，いつものように透析クリニックで血液検査を行ったところ，貧血が指摘され，精密検査で大腸がんが疑われた。そのため大学病院へ紹介され，検査の結果，大腸がんステージⅢと診断された。主治医から平川さんと施設職員には，病状からすぐに食事がとれなくなる可能性があるため，手術が治療の第一選択と説明された。平川さんから「ご飯が食べられなくなるなら，手術をしなきゃね」「食べられなかったら，お茶会にも出られないし，それが一番つらいよ」という発言があり，本人の希望に沿って手術の方針で入院となった。

　入院後，病衣へ着替えるよう看護師が説明した際に，「私はまだ寝ませんが，どうしてパジャマに着替えなくてはいけないのですか」と戸惑った様子を見せ

たり，病室に食事を配膳すると，「お部屋で食べるなんて初めてね。皆が私と一緒に食べたくないって言っているのかしら」と，施設と病院の区別がつかない発言があり，食事も残していた。また，平川さんに手術に関する話をすると，「あら，手術をしなきゃいけないのね」と，病状について初めて聞いたような反応があり，「私，どうして入院したのかしら。どこか悪いのかしら」と，入院の理由を忘れていると思われる発言も何度かあった。

　看護師が平川さんの状況を主治医に伝え，認知機能検査を行ったところ，軽度のアルツハイマー型認知症と診断されたため，術後のせん妄リスクを考え，多床室から個室へと変更された。その後，平川さんはさらにソワソワと落ち着かず，「私はどうしてここにいるのかしら。今日は透析の日なので行かなくてはなりません」などと，状況を理解できていないと思われる言動や，病棟の廊下をぐるぐると歩き回る様子が見られた。看護師が平川さんの病室の環境整備として物品の整理を行うと，すぐにもとの位置に移動されていた。

　主治医は，平川さんの大腸がんの病期から予定どおりの日程での手術を考えていたが，看護師は，平川さんが外来で示していた「手術をしたい」という意思に従うのは，今の平川さんの状況から妥当なのかどうか疑問を持ち，また，手術をすることを忘れてしまう平川さんに手術をすることで，身体的，精神的負担がかかるのではないかと悩んだ。可能性は低いものの，術後に人工肛門が造設される場合もあるが，その際には術後の管理を手伝ってくれるような親族はおらず，施設にすべて任せられるのかも不明だったため，退院後の支援を見据え，医療ソーシャルワーカー（以下，MSW）に相談をした。

　MSW が施設に連絡をとり，施設職員からこれまでの平川さんの生活の様子や家族背景，退院後に施設で受けられる支援について確認をしたところ，施設では，人工肛門の管理はできないが，看取りまで介護することが可能であるとのことだった。甥にも退院後に平川さんを支援できるような親族などの確認と，今後の方針について話し合いたい旨を伝えたが，今後のことはすべて施設へ任せたいという返事だった。

　このまま手術をする方針でよいのか，看護師と主治医，MSW で話し合われたが，結論に至らず，院内の倫理コンサルテーションを活用しようということになった。

● 本人・家族・医療者などの手術をすることに対する価値

本人

　施設での生活が好きである。部屋の整理整頓，透析クリニックへの通院の時間管理を自分で行い，自立した生活を送りたい。お茶会に参加するためにも手術をしなくてはならない。

甥

　今後のことは，すべて施設に任せたい。

医師

　大腸がんステージⅢであり，手術をしなければ食事摂取が難しくなるため，手術をするのが妥当な治療法である。軽度の認知症があるが，このまま手術をするのがよいのではないか。

看護師

　認知症の診断がなされ，入院中に病院と施設との区別ができない様子や混乱が見られる。外来で「手術をしなきゃね」と言っていたときの平川さんの意思をそのまま尊重してよいのか。看護師として患者の安全を守ることが大事であるため，術後のせん妄状や危険行動リスクを考慮して治療決定をしなければならない。人工肛門を造設した場合，本人の生活の質（quality of life；QOL）を維持できるのか。

施設職員

　施設の規則上，人工肛門の管理は行えないが，家族のように過ごしてきた平川さんの看取りまでは行う準備をしている。

● 本事例の倫理的問い：認知症と診断される前の「手術をしなきゃね」という言葉をどうとらえるか

　倫理コンサルテーションにより，医師，看護師，薬剤師，MSW，がん看護専門看護師（以下，専門看護師）で構成されたチームが病棟を訪問し，病棟ス

タッフを交えてカンファレンスを行った。カンファレンスでは，平川さんの病状や認知症症状，これまでの生活背景などを皆で共有し，平川さんにとって何が最善かについて話し合った。

　その中で専門看護師より，平川さんからは「手術をしない」という拒否的な思いは表現されていないことが1つのポイントであるため，「手術をしなくてもよい」という選択肢を提示したときの平川さんの意思を確認するのはどうかとのアドバイスがあった。その後，病棟スタッフとも話し合い，平川さんの言葉を大事にし，意向を探っていけるよう看護計画を立てていく方針となった。

　看護師は，平川さんが軽度のアルツハイマー型認知症と診断されてから，「手術をしなきゃね」と言った意思をくみ取るのではなく，認知症の患者の意思の妥当性に焦点を当て，他の医療者の意見や平川さんの関係者からの意見のみで治療の方向性を検討していたことに気がついた。これまで看護師は，認知症という診断を通して平川さんを見ており，平川さんから伝えられる手術の希望，入院に対する思いや戸惑いの発言など，その一つ一つの言葉の背景にある価値をとらえることができていなかった。

● 看護師が行った具体的なアプローチ
（1）本人の価値はどのように表現されるかを探索

　看護師は，倫理コンサルテーションでのアドバイスをもとに，平川さんが「手術をしなきゃね」と発言した背景にはどのような意味が含まれているのか，平川さんが大切にしていることは何かを探った。他のスタッフにも，ケア中や巡回時など，さまざまな場面で，平川さんが施設での生活や，大切にしていること，好きなことなどについて積極的に話を聞いてカルテに記載するようにチームカンファレンスで依頼した。

　そして平川さんから，「毎日のお茶会がすごいのよ〜。これまで食べたことのないようなお菓子を出してくれるの。それがおいしくてね。あそこの食事も手が込んでいておいしいの」と，食に対する思いが聴取できた。また，「私は何でも自分できちっとこなすのよ。ほら，部屋がきれいでしょ。皆に『清子さん，きれい好きね〜』って言われるのよ」と，身のまわりのことを自身でこなしてきたことがうかがえた。

　さらに，本人からだけでなく，施設職員や甥からも，平川さんが大切にして
きたことや生活背景について情報を聴取していった。

　これらの情報から，平川さんは施設では自分で時間管理を行い，規則正しい
日課を過ごしていたため，入院後に透析の日時がこれまでとは異なっているこ
とや，生活環境の違いに混乱していたことがわかった。また，治療の選択肢と
して「手術をしない」という方法があることや，その際のリスクも提示しなが
ら平川さんに再度説明を行ったところ，「食べられなくなるなら，手術をしな
きゃね」という言葉が聞かれた。

　平川さんのことを知ろうと積極的に話を聞くことや関わることによって，お
茶会に参加することや，退院後も自立して生活できることが平川さんにとって
は大事だということをくみ取ることができ，「手術をしなきゃね」という言葉
がどのような背景によって発言されたのかを明らかにすることができた。

(2) 平川さんらしさを引き出せるよう環境を整備

　平川さんは，入院後から病棟を歩き回ったりして落ち着かず，混乱した様子
であった。そのため，平川さんが落ち着いて過ごせるよう，入院生活を施設で
の生活環境になるべく近づけるために，日課の調整や環境整備など，以下の5
点を行った。

　① 朝は私服に着替え，就寝前に病衣に着替えること

　② 食事は病室ではなくラウンジでとること

　③ 透析の時間を，透析クリニックでの実施時間と同様に設定すること

　④ 環境整備は本人に任せ，看護師が勝手に物を移動させたり，環境整備を
　　　したりしないよう周知すること

　⑤ シャリー浴のタイミングなどの時間管理は，できる限り本人に任せること

　これらの取り組みで，平川さんには混乱や落ち着かない様子は徐々に見られ
なくなった。再度，手術に対する意向を確認した際には，「手術をしてもご飯
は食べられるの？」と，治療後の状況に関する質問も聞かれた。また，周囲の
環境を整えることで，落ち着いて治療について考える機会をつくることができ
た。

　これらのアプローチから，平川さんの意向の整理を行った（図）。

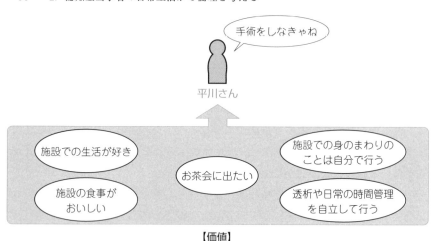

図 「手術をしなきゃね」と言う平川さんの意向とその根底にある価値

● 本事例の振り返り

認知症と診断されると，意思や思いなど，本人の声が大切にされず，尊重されないことがある[1]。いったん「認知症」とラベリングされることにより，本人の意向や発言は言葉どおりには受け入れられなくなり，本人を置き去りにして，医療チームや家族などの関係者のみで話し合われることも多い[2]。

平川さんの場合は，認知症と診断される前の外来での「手術をしたい」という意向は簡単に尊重され，すぐに手術の予定も組まれた。しかし，認知症と診断されてからは，本人ではなく MSW や施設職員，甥へアプローチし，治療方針をどのようにしたらよいか検討を始めていた。このような場合，家族や関係者のみで治療方針の決定が行われることも多い[3]。

本事例から学ぶべきことは，本人の意思として発言された言葉の意味や背景を探ることである。本人から治療に対する意向が聞ける場合は本人から聴取し，その意向を示す背景にはどのような価値が含まれているのかをていねいにくみ取ることが重要である。近年，患者の価値を理解，尊重することの重要性が強調されているが[4]，簡単に「価値の理解」と言うのではなく，本人の価値がどのように表現されるのかを考えることが重要である。

「ご飯が食べられなくなるなら，手術をしなきゃね」「食べられなかったら，

お茶会にも出られないし，それが一番つらいよ」という発言からは，平川さんが大切にしているものが見えてくる。また，平川さんは施設での生活が好きであり，規則正しく生活することを生き生きと語っていることから，平川さんにとって退院後も施設で自立して生活できることが重要であることがわかる。

　入院前から本人より，食に関することに加えて，手術の希望が表出されていたにもかかわらず，医療者はその意思を尊重するための関わりに尽力するのではなく，手術をするべきか，手術はしない方がよいかという議論に焦点を当てていたことで，解決への道筋が見えなくなっていたと考える。「手術をする」または「手術をしない」という二分法的思考で単純に問題を解決しようとすることにより，その人の背景に潜む思いや価値などをとらえることを阻害してしまっていたのである。医療の観点から，手術をする／しないの結論を急ぐために，解決策を二極化でとらえてしまう危険性にも注意を払わなければならない。

　本事例では，本人の意向を尊重することを念頭に置き，まずは時間をかけて本人の生活背景や価値観を知ろうと関わり，さらに，本人の気持ちが十分に引き出されるように生活環境を整えた。施設職員からも平川さんの背景を聴取することにより，本人が好きなお茶会に参加することや，施設での生活に戻ることを望んでいること，施設では自ら日課の管理をしながら生活していることがわかった。そのため，本人が自立して行えることは自己管理してもらい，自律の尊重に配慮することで，本人が持つ力を引き出すことができている。

　また，入院後には，手術をすることを忘れるなどの混乱した発言が見られたが，環境を整えることによって，平川さんからこれまで聞かれなかった手術後の心配ごとに関する質問が表出されており，これは，本人の意思決定能力を評価する一つの指標ともなった。「認知症」というレンズ越しにその人の言動を見るのではなく，本人の能力を過小評価せずに，自立して行えることは尊重したり，落ち着いて過ごせるよう環境を整えたりすることにより，意思決定能力が引き出されることがわかった。

　さらに本事例では，認知症と診断される前に示していた意思をどうとらえてよいのか悩んだ際に，院内の相談のサポートとして，倫理コンサルテーションでアドバイスを求めた。その結果，本人の一つ一つの言葉を大切にし，言葉の

背景にあるものをくみ取ることの大切さを再確認している。看護師だけでは，これまでの経験や部署の慣習によるアセスメントが身につき，異なる見方やアプローチが難しくなることもある。そのため，多職種で構成された倫理コンサルテーションメンバーで，事例を客観的にとらえることにより，ケアや関わり方における視野が広がると考える。本人から発せられた言葉から意向を確認していくために，さまざまな視点からアプローチすることの大切さもわかった。

　厚生労働省の「認知症の人の日常生活・社会生活における意思決定支援ガイドライン」[5]では，意思決定支援は，支援者の視点で評価するのではなく，まずは本人の表明した意思・選好を確認し，それを尊重することから始まるとされている。認知症患者に先入観を持ち，意思決定能力を過小評価するのではなく，患者の発言や意向を大切に扱い，尊重する取り組みが重要である。

（宇野澤千尋）

引用文献
1) 銘苅尚子（2015）：高齢者の退院支援における意思決定の実態―家族への聞き取り調査より―．国立病院看護研究学会学術集会集録集，13，p. 80.
2) 濱﨑彩子，片山陽子（2021）：認知症高齢者重症度別の意思決定支援内容と実施状況．ホスピスケアと在宅，29（3）：103-121.
3) 橋本美香，菊地一穂，南條正人（2022）：認知症対応型共同生活介護の場における看取りの取り組みと入居者本人の意思決定支援の実態．日本認知症ケア学会誌，21（2）：358-365.
4) Straus, S. E., Glasziou, P., Richardson, W. S., *et al.*（2018）：Evidence-Based Medicine: How to Practice and Teach EBM, 5th ed., Elsevier.
5) 厚生労働省（2018）：認知症の人の日常生活・社会生活における意思決定支援ガイドライン.〈https://www.mhlw.go.jp/file/06-Seisakujouhou-12300000-Roukenkyoku/0000212396.pdf〉

6　何でそんなこと言うねん。私は入院なんかしたくない，家がええ

家族介護の限界，本人の最期の願いをどうかなえるか

● 事例紹介

　川村とめさん，94歳，女性，1人暮らし。慢性心不全，喘息，慢性呼吸不全の持病があるほか，アルツハイマー型認知症と診断されている。

　とめさんは，夫を早くに亡くし，朝から夜まで働き通しで4人の子どもを1人で育てた。子どもたちに1人親の苦労は絶対させたくないという思いが強く，仕事以外の時間は子育てに注いだ。80歳ごろから物忘れが目立ち始め，近隣に住む三女家族（夫婦とその娘）がたびたび訪問するようになった。訪問看護，訪問介護を利用しており，毎日誰かの訪問がある体制をとっていた。

　半年くらい前から，記憶障害，見当識障害，理解・判断力の低下，日常生活の実行機能障害が顕著に悪化した。さらに，食事摂取量の減少も加わり，心身の機能の下降が加速し始めたため，訪問看護師は，とめさんと三女家族に対し，今のうちから終末期への移行も視野に入れ，最終段階をどこでどのように過ごしたいかを考えてほしいという問いかけを始めた。とめさんは一貫して「家にいたい」と主張したが，三女は「できるだけそうしたいけど，わからない」と決めかねる様子だった。とめさんは，これまで何度も入院治療で回復したという経緯があり，三女には，回復の可能性があるなら治療を受けさせたいという気持ちがあった。

　その後，心不全の増悪と肺炎を併発して入院した。小康状態になったタイミングで，家族と医師と訪問看護師とで今後の方針について話し合った。医師からは，「入院治療を継続すればさらに回復するかもしれませんが，このまま持病を悪化させて病院で亡くなるかもしれません。現段階で終末期かどうかの判断はできません。ご本人には決められないと思いますので，ご家族で判断して，入院治療を継続するか，家に帰るか，今後のことを決めてください」との説明を受けた。三女家族は悩んだ末に，最期になるかもしれない時間ならば，

本人の希望どおりにしてやりたいと決心し，自宅への退院となった。

　退院後，在宅主治医による訪問診療は週1回，訪問看護は1日2回の毎日の訪問かつ24時間対応で症状観察，苦痛症状の緩和，家族の介護支援，看取り過程でのとめさんと家族の意思決定支援を行うこととし，必要があれば緊急訪問する体制とした。

　退院したとめさんは，訪問看護師に「家に帰れてほっとしました。やっぱり家はいいです」と言って笑みを浮かべた。誰かがそばにいると絶えず話しかけて冗談を言ったり，おしゃべりが止まらず，得意の歌も熱唱したりして，家族を笑わせた。入院中はずっと寝ているだけだった姿を見ていた三女家族は，本来の姿に戻ったとめさんの様子に驚き，家に連れ帰ることができたのを喜んだ。

　とめさんは，家族が来るたびに，「マグロか鯛の刺身」「かき氷」「焼きそば」など，何かしらの品目を指定して，「これが食べたい，持ってきてほしい」と言い続けていた。そこで，主治医と相談し，リスクよりも残された時間の満足を優先して，好きなものを制限せず食べてもらうという方針とした。とめさんは，次から次へと食べたいものをリクエストし，「おいしい〜」と味わった。一方で，ぐったりしていることも多く，生命予後の見通しがつかない状態であった。

　退院から5日目，呼吸困難が強くなり，「しんどいです。助けてください」と何度も口にするようになった。経皮的動脈血酸素飽和度（SpO$_2$）が80％台に低下し，息苦しさと，強い倦怠感があった。また，昼夜通してぐっすり眠ることもできなくなっていた。

　そんなとめさんの姿にいたたまれなくなった三女が，「おばあちゃん，もっと治療を受けたらよくなるかもしれんから入院しょう（しよう）か」とたずねると，とめさんは，「何でそんなこと言うねん。私は入院なんかしたくない，家がええ」と言い，何度たずねても答えはいつも同じだった。それでも三女は，「本人のためにできるだけのことをしてやりたいので入院させたい」と，訪問看護師に申し出た。

　訪問看護師が，「『本人のため』の『できるだけ』とは，どのようなことですか」と問いかけると，三女は，「24時間の点滴や挿管，人工呼吸器などを使う

医療処置です。素人の家族がするより，入院した方が手厚く医療を受けられる
し，長く生きられる。それが本人のためだと思う。本人は認知症もあるし，詳
しい病気や治療のこともわかっていないから，家族が決めてやらないといけな
いんです」と答えた。さらに，「本人が望んでいるように家で過ごさせてやり
たい気持ちはあるんですが，そうすると家族ももたないんですよ」と泣いて訴
えた。

● 本人・家族・医療者の自宅で最期を迎えることに対する価値

本人

入院せず家にいたい。どこにも行きたくない。

三女

入院して，延命治療によって少しでも長く生きられるようにしたい。本人の
意思を尊重したいが，家族も限界で耐えられない。

在宅主治医

入院しても回復は難しい終末期の段階であると思われる。本人の意思も大事
にしたいが，家族が強く入院を希望しているのであれば，入院でよいのではな
いか。

訪問看護師

入院して治療を受ければ一時的に回復し，命を延ばすことはできるかもしれ
ないが，本人が望まぬ場所で最期を過ごすことや，望まぬ医療行為による苦痛
は大きい。本人は病状の理解や判断はできなくても，自分の生き方は明確に表
明できている。本人の意思を尊重し，家族が後悔を残さないように支援した
い。

● 本事例の倫理的問い：本人の意思ではなく，家族の意向を優先して最期の療養場所を決めてしまってよいのか

三女家族は，これまでとめさんが何度も入院してはそのたびに回復している

状況を経験しており，今回もまた入院すれば回復するというイメージが払拭できない。このまま自宅で過ごせば週単位の生命予後であると思われるが，入院治療を受ければ呼吸不全や心不全が回復し，生命予後が延長できる可能性がある。一方，とめさんは，「家にいたい」と希望しているものの，認知症のため，病状や今後起こりうることを理解し，判断することはできない。三女からの申し出は，とめさんの命を思うからこその必然的な意向である。

これまでは，とめさんと三女は意向が対立しても，話し合って折衷案を見出してきたが，今回は家族が「入院」と決定すれば，入院の手配をせざるをえない。しかし，家族の意向を尊重して入院治療を受けることは，とめさんにとっては望まぬ場所で過ごすことになってしまう。入院して治療を受けても終末期に移行する可能性もある。

今回の選択は，単なる医療の選択にとどまらず，94年間生きてきたとめさん自身の人生の中で培われた価値観や信念に基づく大きな選択である。一方，家族の状況や心情も理解できる。しかし，最期を過ごす場所を家族の意向を優先して決めてよいのか。とめさんと家族，双方の意思が尊重され，納得できる選択はないのか。自分にどのような支援ができるだろうかと，訪問看護師は考えた。

● 訪問看護師の具体的なアプローチ

（1）呼吸困難による苦痛を緩和

訪問看護師はまず，次のように，呼吸困難などに対して徹底した症状緩和を行った。症状緩和は，とめさんだけでなく，介護する家族にとっての精神的な苦痛の緩和につながる。

① 酸素吸入の工夫

とめさんは，酸素マスクや酸素カニューレを装着するのを嫌がり，すぐに外してしまっていたため，顔に直接触れない位置にマスクを固定して吸入できるようにした。

② 抗不安薬の処方と服用指導

覚醒時の息苦しさを緩和する方法を主治医と相談し，抗不安薬を試してみることになった。そして，とめさんが息苦しさを感じず，眠れる時間を増やすに

は，どのようなタイミングで服用すればよいのか，間隔はどれくらい空けて服用すればよいのかを家族に指導した。

③ 体位の工夫

ベッドの角度，枕の高さ，左右への傾き，下肢の位置を，とめさんが最も呼吸が楽になる姿勢を見つけて保持するようにした。

（2）家族がとめさんに対してできることを見出せるよう支援

さらに，入院して治療を受けるかどうかということにとらわれず，とめさんの「家にいたい」という思いを実現するために，自分たち家族には何ができるかを考えることが，家族にとっても，「家で過ごすこと」の意味や価値を見出すことにつながると考え，次のようなことを行った。

① 身体の清潔

家族に参加を促し，協力を得ながらベッド上で洗髪，清拭，陰部洗浄，寝衣交換を一緒に行った。

② 経口摂取の継続

誤嚥のリスクを強調せず，好きなものを好きなだけ摂取してもらうこととし，看護師の訪問時に意識レベルや嚥下障害を観察して，現状に合った食事の形態や介助の仕方を，さりげなく，「こんなふうにするとよさそうですね」というような表現で伝え，経口摂取が続けられるようにした。

（3）家族の葛藤や，初めての看取りへの不安を支援

一見すると家族は，とめさんの意思より自分たちの意向を優先しようとしているようにも感じられる。しかし，三女家族はこれまでも，とめさんの立場になって考え，その意思を尊重することを優先してきた。

入院治療を受ければ生命予後を改善できる可能性があり，かつ，家族にとって看取りは初めての経験であることから，葛藤や不安を抱えているのではないかと思われた。そこで，以下の4点を踏まえて家族に対応するようにした。

① 訪問時，「今，どのようにとめさんの状況が見えていますか，どんなお気持ちや考えが浮かんでいますか」と家族に問いかける。

② 家族の話す内容を聞いて，すぐに解決が必要なこと，助言が必要なこと，

心に留めて介入せず見守ること，に区別して対応する。

③ 認知症のために詳しい病状の理解や判断ができなくても，とめさんは自分の人生で優先したいことは判断できているということを伝える。

④ 24 時間体制で相談・訪問により支援する。新しい症状が出たり，判断に困る，心配な状況があったりすれば電話をしてもらい，電話での助言や緊急訪問により症状を緩和する。

（4）とめさんの「家にいたい」という希望の意味を，家族のいる前で問いかけ，代弁

看取りが近くなってきたと推測されたため，訪問時に以下の 3 点のアプローチを積み重ねながら，最終的な話し合いの場を設けた。

① とめさんに，家にいることの価値を問いかけ，表明を支援する。

② 家族がそれを見たり聞いたりしたときに，どのようなことを思うのか，何を大切にしたいのかを，会話のなりゆきに沿う形で問いかけて，話してもらう。

③ とめさんが伝えきれないときは，長く担当してきた看護師として，過去から現在につないで理解していることを伝える。

この話し合いの目的は，とめさんの終末期が近づく中，改めて本人の意思を踏まえて最終的な決定の機会をつくることである（図）。三女家族のほか，三女の呼びかけで，長女，次女，四女と，それぞれの配偶者や子どもの 15 人が集まった。主治医は時間の都合がつかず参加できなかったため，看護師からどのような説明をしてよいのかについて，事前に打ち合わせをした。

まず，訪問看護師からこのように説明した。

「看取りが近づいてきており，できる限り苦痛を取り除くようケアをしています。94 年間を生き，大きな苦労を乗り越え，ご家族を大切にしてきたとめさんから，『家にいたい』というご希望が伝えられています。今一度，とめさんにとって何が最善か，何が幸せなのかを一緒に考えて決めませんか」

訪問看護師の話を聞き，三女の夫が最初に声を上げた。

「今までの恩返しや。家でこのまま看てやりたいと思う。皆，どうや」

三女は，夫の言葉に何度もうなずいた。

本人に意思確認し，選択された療養場所にある価値を問いかけ，その表明を支援する

家族に，本人の思いの表明についてどう思い，何を大切にしたいかを考えてもらう

本人と家族の意向，大切にしたいことに理解を示しながら，双方の意向のずれの要因を知り，調整を図る

本人の意思，本人にとっての最善を軸とした，関係者による最終的な意思決定の場をつくり，相互理解しながら検討できるよう情報提供しながら進行を担う

図　終末期の過ごし方をめぐる，訪問看護師による意思決定支援のプロセス

「病院の方がもっとできることがあるんじゃないか，本人も楽じゃないか，家族の健康も思い，揺れましたが，私もそうしたい」

「娘さん，いかがですか」

訪問看護師がたずねると，三女の娘はにっこり笑ってうなずいた。

「私はずっと，おばあちゃんの希望どおり家で過ごすのが一番いいと思っていましたから」

揺らぎを感じさせない，力強い言葉であった。ほかの家族にも，一人一人に「いかがですか」と視線を送ると，「私も，家がいいと思います」「私も」と，全員が，とめさんが家で過ごすことで合意した。

こうして，とめさんは入院せず，最終的に家で過ごすことになった。その後，家族一人一人に記憶されたとめさんのいろいろなエピソードが飛び交った。皆に一致していたのは，とめさんへの感謝の気持ちであった。

訪問看護師が「とめさん，長いこと横でうるさく言うてすみませんでした。今，皆さんとお話しし，とめさんを入院させず，おうちで看ていかれるということになりました」と伝えたところ，とめさんは，眠っては時々目覚める，という状態だったが，「ありがとうございます，嬉しいです。家にいられるのが

一番です」と即座に答えた。

「おばあちゃん！」と，三女も娘も涙をこぼした。|恩返しやから。こっちこそありがとうや」とも言った。

とめさんの言葉に，皆の表情が生き生きとした。とめさんの言葉によって，家族の「本人の意思をかなえる」という決定が，家族の中でより揺らぎのないものへと固まった瞬間であった。また，姉妹たちからは，ずっと三女にだけ介護を委ねていたが，これからは自分たちもできることを手伝いたいという申し出があり，三女と相談して，分担することになった。

その後，三女家族は揺らぐことなく，とめさんの眠る時間が増える，食事摂取量が減少するなどの衰弱していく様子を受け止めて見守ることができるようになった。

話し合いから7日目，看護師の訪問中に，ずっと目を閉じていたとめさんがぱっと目を開いた。隣室で食事をしていた三女と夫，娘に，「とめさんの目が開いたよ」と知らせると，家族はすぐとめさんのもとに駆けつけた。とめさんはゆっくりと家族に視線を向け，「ありがとう」と一言だけ言い，そのまま息を引き取った。

● 本事例の振り返り

とめさんは，繰り返し「家にいたい」という意思表明をした。厚生労働省の示す「認知症の人の日常生活・社会生活における意思決定支援ガイドライン」[1)] では，「本人の示した意思は，それが他者を害する場合や，本人にとって見過ごすことのできない重大な影響が生ずる場合でない限り，尊重される」とされている。しかし，それは容易なことではない。その実現は本人だけではできず，家族の合意や意思決定がなければかなわない。本事例においても，とめさんをそばで支える家族は，終末期に移行していくとめさんを何もできずに見ていることが耐えがたく，介護にも限界を感じて入院治療を希望した。

看護師には，一方的に本人の意思を尊重するのではなく，家族の意向の奥にある，妨げとなっている状況や気持ちの揺らぎを見出し，たとえそれによって本人の意思と家族の意向が対立したりずれていたりしても受け入れ，理解しようとする姿勢が求められる。その上で，家族が本人の意思を尊重するには何が

不足しているのか，逆に言えば，何があれば本人の意思を尊重することが可能になるのかという視点での支援が必要である。

　日本老年医学会[2]では，「終末期」とは，「病状が不可逆的かつ進行性で，その時代に可能な限りの治療によっても病状の好転や進行の阻止が期待できなくなり，近い将来の死が不可避となった状態」と定義づけている。慢性疾患においては，入院治療を受ければ回復するため，「予後の改善の可能性がない終末期」とは断定できない不確かさが生じることもある。そうした中での意思決定は，より難しくなる。

　さらに，認知症ゆえに，病状についての本人の理解や認識，論理的思考，選択の表明[3]が十分でない場合，たとえ本人が「家にいたい」という意思を表明していても，それを尊重することについて，家族だけでなく，看護師にも，「入院治療を受ければ助かるかもしれないのに，このまま家にいさせてよいのだろうか」という迷いが生じることもある。今後，多くの慢性疾患を持つ認知症高齢者が終末期を迎える。一人一人，本人の意思の尊重，実現を軸に，医学的判断，家族の価値観や意向や状況も踏まえつつ，何が最善かということについて，本人，家族，支援する関係者での話し合いを重ねることが必要である。

（藤田　愛）

※本項は，下記に初出の事例を大幅に改変・再構成したものである。
　藤田愛（2015）：医療は高齢者を幸せにしているのだろうか―訪問看護師の立場から考察する高齢者・家族の意思決定支援と実現．看護管理，25（1）：25-33.

引用文献
1) 厚生労働省（2018）：認知症の人の日常生活・社会生活における意思決定支援ガイドライン．〈https://www.mhlw.go.jp/file/06-Seisakujouhou-12300000-Roukenkyoku/0000212396.pdf〉
2) 日本老年医学会（2012）：「高齢者の終末期の医療およびケア」に関する日本老年医学会の「立場表明」2012.〈https://www.jpn-geriat-soc.or.jp/proposal/pdf/jgs-tachiba2012.pdf〉
3) 成本迅（2020）：認知症高齢者の医療選択に関する意思決定支援とそれを支える看護師の役割．老年看護学，25（1）：12-16.

Voice

自分 1 人では生活できないですよ。家内に頑張って
もらっているから，僕は助かっているようなもんで

　僕は 77 歳，家内は 73 歳。ここ（認知症予防教室）に家内と 2 人で来て，なんて言うのかな，人とのつながり，仲間ができた。毎週来て，最初はそこの部屋でちょっと体操して，その後，それが終わったら皆部屋を出て，麻雀，カラオケ，ゲームやったり。バラバラにそれぞれが分かれてやるんです。

　この会はね，大学生も手伝いにやってきて，その人たちとも椅子に座って会話するんです。やっぱり楽しいです。今日はあの人に会えるなって。会うと隣に座って話になる。いろんな話になる。それが楽しい。今，普段は人と話をすることはないから。会に出て話をするのが楽しい。

　（認知症であるとわかったのは）もう 6～7 年前かな。やっぱり（自分がなるとは）考えていなかったから。ただ，自分も長年，物忘れがひどいなあと思っていた。だからそういうことに対して悲観的なことはなかった。自分が医者通いして，それなりに先生の話を聞いて。先生と話をしたり看護婦（師）さんと話したり，いろんな情報が入って楽しいんです。

　やっぱりね，どういうものというのではなくて，いろんなことだね。話したりしたことをメモする，誰と会ったとか書いておかないとちゃんと頭に入っていない。この前，鶴若さん（聞き手）と電話で話したけども，それは覚えているんだけど，だけど何日だったかとわからない。電話したことは覚えているんだけど。

　今，日常生活で困るなあと思うのは，とにかく，本なんかもそうだけど，漢字が読めないとか，漢字が書けないとか。そういうことがあるもんですから。それが気になっていて，今は携帯で調べられるとか，辞書も持っていますけど，漢字が読めないっていうのが時々あるんですけど，困るなあと。

　自分ではとにかく食事はきちんととって，あとね，薬箱は持っているから

時間どおりに飲んで。あとは一番気になるのは，喉が渇くから飴をなめたり，一応自分なりに気がついている症状には注意するようにしている。ただ，あんまり食べすぎると家内に怒られるから（笑）。

　自分の着るものは選べないので，（家内が）新しいものは出してくれる。洗濯するのは全然頭にないから，その辺はね，皆やってくれる。昔はお風呂の掃除とかしていたけど，4～5年前から家内が全部やってくれている。そういう気持ちがなくなっちゃった。食事は昔から，ずっとつくってもらって，満足しています。

　よく散歩します。うちから大きい公園までは30分くらい。歩いて楽しい。以前はね，コロナ（禍）の前から噴水の前のベンチに座っていると，隣にある程度年の行った夫婦が座って，ずいぶんしゃべってくるんですよ。そういうのが楽しいんです。公園の池も一周し，最近は，帰りは電車で帰ってくる。あとは駅で降りたら，本屋に行って買いたい本を買ってくるかな。

　あと，近くの公園に，家内と一緒に散歩しながら，途中で食事したり，そういうことができるじゃないですか。毎日外に出て，足をきたえないとね，やっぱり。外の空気を吸うのはいいことだと思うから。

　今，午前中，毎日（整形外科で）電気をあてている。それがね，ここのところ，今まで来ていた人が亡くなったりして，会話する人がいなくなって，寂しい。午後は家内と体操に行ったり，帰ってきて食事をして，散歩に出るかどうか。足が衰えるのが嫌だから外に行く。昔よりは衰えているけど，今は家内の方が速いくらい。外に出ないと足が衰えるから，外に出ないと。体操でもね，だんだん高齢になってくると，男性が少ない，女性ばっかりで。少ないから，男同士ってなかなか会話が進まないんだよね。女の人はしゃべっているよね。

　（「男の孫に対して厳しい」という妻の話に対して）自分が育ったときも「男の子なんだから」って，姉からも親からも言われてきた。自分がそういうふうに育ってきた。ほかの子に負けないように頑張ってほしい。小さいこ

ろからそういう感覚があった。将来を背負っていくんだから。男の子だから頑張ってもらいたい。注意する意味で怒るんです。

　僕は，普通の営業。なんて言うかな，オフィス家具とかの販売だった。（家内とは）その会社で知り合ったんですよ。それで結婚した。よかったですよ，いいお客さんに恵まれたから。最近ふと思ったの。ここ（認知症予防教室）を紹介してくれた○○さん，僕が最初に恵まれたお客さんは○○電気だったの。そこがメインのお客さんになったの。最近ふと思った，そう，○○つながり（笑）！

　自分1人では生活できないですよ。やっぱり（家内に）頑張ってもらっているから，僕は助かっているようなもんで。何もできないから。だから日常生活は家内にお任せして。それで元気にやれていると思っているんです。

（鶴若麻理／語り：C 氏　※次項の語り手の夫）

結婚して50年以上経ちますけど，
全然手のかからない主人だったんです

　夫は，2015年に心筋梗塞で入院したんです。そのときに病院の「メモリー外来」で診てもらって，2016年にアルツハイマー型認知症と診断されました。それより3〜4年前くらいから，娘も私も変だと思うことがありました。当時1歳の男の子の孫に暴力を振るったんです。頭をすごい勢いで叩いたんですよ。「あれ？　こんなことする人じゃないのに」って。上の孫（女）には優しい，下の孫（男）には厳しい。それもちょっとおかしいなあと思っていました。それから，車を運転していても，前に通っていた道に行ってしまう。最近は新しい道を通っていたのに。最初，近所にある病院の「物忘れ外来」で診てもらったら，何でもないと言われて。MRIも撮っても何でもないと言われた。でもそんなに心配なら，1年に一度診ていきましょうと言われていたんです。

　皆さんの話を聞いていると，初期段階のMCI（軽度認知障害）などと診断されることが多いそうですが，うちは突然アルツハイマーと言われて，気持ちの上では大変でした。それでも別に，今もそうですが，日常生活はそれほど変わりませんけど。

　薬は，（進行を抑える）ドネペジル（塩酸塩）を飲んでいます。診断を受けてからも物忘れはずっとありますが，進んでいるという感じはしませんでした。コロナ（禍が始まって）最初の1年はそう感じませんでしたが，一昨年くらいからちょっと進んだかなと思ったりします。物忘れがひどくなった。運転免許も返納しました。

　常にメモをとって，自分の手帳に書いてあるので，朝起きるとメモを見て自分の予定を確認しているんですけど，このごろは何度も見直しするという感じ。

　医師からは，身だしなみと人と話をすること，散歩が大事と言われまし

た。私は外出が好きではないのですが、本人は外に出たくて出たくて、だから自分で行けるところは行ってもらうのですが、あとは一緒に出かけます。

　以前は区の体操に週4回、通っていました。コロナ（禍）で中止になったりして、また始まりましたが、最近はあまり運動には気持ちが乗らないようです。でも、私が見る限りそれなりに動いているからいいかなと思います。散歩は楽しいようです。体操は身体も動かすけど、ほかの方と時々お話ししたりするのが楽しいみたいです。

　自分ではお洋服を選べなくなっている。きちんと整理してあるんですけどね。結婚して50年以上経ちますけど、全然手のかからない主人だったんです。手を出すと怒るくらい。でも病気になって、私に負担がかかるようになりました。病気になってもできることはやってもらえばよかったと……失敗しました。でも、朝はパンなんですけど、パンだけは焼いてくれる（笑）。
【夫：それくらいしかできない。】

　昔は、会社から帰ってきて、夜中でも子どもを起こし、山梨の方の川に釣り行こうとか、突然言い出すんです。卓上コンロとフライパンを持ってね。夜中に車を走らせて。子どもは川で水遊びができるし、釣りもするし。勝手に計画立ててやっていましたよ。

　通っている病院でも、月に一度「メモリーカフェ」を行っています。病院でこのカフェが始まったときから参加しているので、お話するのが楽しいようです。もとはこんなにおしゃべりじゃなかったんです。私の両親は、「こんなにしゃべらないのに、よく営業の仕事なんてできるね」って言っていたくらい。

　私たちは仕事つながりの夫婦ですが、会社に勤めた後、自分で仕事をして。私も手伝って。日常会話もそんなにしない、仕事の話と、あとは子どもの話しかないし。

　とても怒りっぽい。娘とも話していたんですが、すぐ怒る。怒りんぼうって言ってます。自分に従えって感じで、昔とは違う。そういうことはなかっ

た。ちょっとのことでも怒る。私と男の子の孫にはすごいです。娘と女の孫には優しいんです。

　道に迷ってしまうからと，散歩も一時，行かなくなったんです。去年はほとんど自分1人では行かなくなりました。私と一緒じゃないと出なくなったんです。でも，今年は行くようになりました。

　毎回，同じような本を買ってきて。認知症の本とか，自分に関係する本。山積みになっている。何冊も買ったりして。（それらを）全部読んでから買うならいいけど，新聞の下の方に入っている本の広告を切り取って持ち歩いて買ってくるんですよ。将来亡くなった後の手続きの本とか。そんなの私がいるから考えなくてもいいのに。

（鶴若麻理／語り：前項語り手のC氏の妻・介護者）

| 2-3 | 日常生活で自由が制限されたり，過度に観察されたりしていないか |

7 携帯電話はどこかな……これは持っておかないと

歩けるのに，転倒などのおそれから歩行を制限してよいのか

● 事例紹介

河村隆さん，80歳代，男性，前頭側頭型認知症。

河村さんは，70歳代の妻，仕事を持つ40歳代の長女との3人暮らしで，長く営業職に携わっていた。

5年前に自宅近くの物忘れ外来を受診したところ，初期の段階の前頭側頭型認知症と診断され，認知症の進行を抑える薬が処方された。診断されたころは，市町村主催の「頭の体操教室」に通っていたが，徐々に体力的についていけなくなり，行かなくなった。排泄や入浴は1人でできていたため，介護保険は申請せず，自宅が好きな河村さんの生活を妻と長女が支えていた。しかし，5分前の出来事を忘れてしまうほど記憶障害が進行し，繰り返し同じことを聞いたり話したりする河村さんに対して，家族が時にきつく当たることもあった。

また，その他の既往に前立腺がん，高血圧，便秘があり，最近は1か月に1回，往診医が訪問していた。

河村さんはトイレに対するこだわりがあり，一度トイレに入ると，家族が声をかけるまで1時間以上座っていることがあった。間に合わずに失禁してしまうこともあるが，家族が付き添おうとしても，「自分で歩いて行く」と言って聞かない。また，几帳面な性格で，いつ排泄したかをカレンダーに書き込む習慣があったが，最近は日時がわからなくなり，正しく記入することができなくなっていた。さらに，夜中にトイレに行くときに転倒することが増えてきた。

そのような中，自宅で転倒して救急搬送された病院で外傷性くも膜下出血と診断されて緊急入院し，保存加療となった。入院時，河村さんは，認知症による短期記憶障害，時間や場所の見当識障害のほかに，せん妄を発症していた。

状況がよく理解できず，混乱していた河村さんは，「家に帰りたい」「家族に会いたい」と何度もベッドから降りようとして落ち着かず，安静を保つことが難しかったため，医師の指示により焦燥感を緩和させる目的で抗精神病薬を頓用することになった。また，安全対策として，起き上がったら作動するセンサーがベッドに装着された。

　入院2日目の朝，センサーが鳴って看護師が駆けつけると，河村さんがベッドの脇に倒れていた。床頭台に頭をぶつけたようであったが，自ら「トイレに行こうと思った。頭は痛くないよ」と話した。すぐに頭部CTを撮影したところ，緊急に治療を要する状況にはなく，経過観察する方針となり，日常生活動作（ADL）の回復を目指してリハビリテーションを開始した。くも膜下出血の経過は良好で，リハビリテーションを重ねるうちに徐々に歩行できる距離が長くなってきた。しかし，病棟の看護師たちには，一度転倒した河村さんに対して，「また転倒するのではないか」と心配する気持ちが強かった。

　その後，センサーが鳴って看護師が急いで訪室すると，河村さんが立ち上がって歩こうとしていたため，「危ないから1人で歩かないでください」と制する，ナースステーションで車椅子に座っていた河村さんが立ち上がろうとすると，「危ないから立たないでください」と声をかける，といったことが続いていた。前者の例では，河村さんは立ち上がって「携帯はどこかな」と携帯電話を探そうとしていた。もともと本人のカバンに入っていたのだが，なくしてしまうと困ると考えた看護師が，家族に了承を得てナースステーションで預かることにしていたのである。その際に長女は心配そうな声で，「家でも私がうるさく言うと怒ってしまうんです。病院の皆さんにもご迷惑をおかけしてすみません。早く家に連れて帰ってやりたいです」と話した。河村さんには，「なくなると大変だからこちらで預からせてください」と伝えたが，その後も時々，「携帯はどこだ」と探す様子が見られた。

　このようなことが続き，病棟看護師より認知症看護認定看護師（以下，認定看護師）に，河村さんは自分で歩ける状態であるため，立ち上がるたびにセンサーが鳴って看護師が頻繁に対応に追われるし，勝手に部屋を出てきてしまうことも多くて困っている，一緒にケアを考えてほしいと相談があった。

● 本人・家族・医療者の入院中の日常生活に対する価値（図）

本人

　入院前と同様，身のまわりのことは自分でできる。人の手を借りずに排泄したい。妻や長女と連絡をとりたい。携帯電話がそばにないと困る。家に帰りたい。

家族

　自宅で過ごさせてやりたい。医療者を困らせないようにしたい。

病棟看護師

　再び転倒して頭部損傷や骨折をした場合，身体機能や認知機能に低下を生じ，生活の質（QOL）を大きく低下させてしまう可能性が高いため，入院中の転倒を防がなければならない。また，認知症で私物の管理ができないため，紛失しないよう医療者が管理することが適切な対応である。

　河村さんのセンサー対応に時間をとられて，他の患者や業務に余裕を持って対応することができない。

● 本事例の倫理的問い：歩こうとする本人のニーズをキャッチできているのか

　認定看護師は，センサー対応に困っていると言う病棟看護師に対し，「セン

【本人】
・トイレに人の手を借りたくない
・妻と長女に連絡をとりたい
・携帯電話がないと困る
・家に帰りたい

価値の対立

【家族】
・自宅で過ごさせてやりたい
・医療者に迷惑をかけたくない

【病棟看護師】
・転倒を防ぎたい
・私物の紛失を防ぎたい

図　本人と家族・医療者の入院中の日常生活に対する価値

サーを使用しているのは何のためですか」と問いかけた。すると，「転倒のリスクが高い患者さんなので，転倒予防のために使っています」と返答があった。さらに，「センサーが作動するとき，河村さんは何をしようとしていますか」とたずねると，「トイレに行こうとしているときとかですかね。そんなときは，1人で歩かないように，ベッドから降りようとするのを引き止めています」と答えた。「転倒させないこと」を重要視するあまり，河村さんがベッドから降りようとする目的にはあまり関心が向いていないようだった。

　センサーが作動するのは，本人がベッドから降りて何かをしようとするタイミングであるはずである。そのため，歩こうとする河村さん本人のニーズを病棟看護師はキャッチできていないのではないかと，認定看護師は感じた。

● 認知症看護認定看護師が行った具体的なアプローチ
（1）本人が歩きたい場面を探索

　認定看護師は，河村さんのニーズを知るために，数日の間，どんなときにセンサーが作動するのか調べることを病棟看護師に提案した。

　病棟看護師が調べたところ，河村さんがトイレや洗面台に行こうとして，あるいは携帯電話やテレビのリモコンを探そうとして立ち上がったときによくセンサーが作動していることがわかった。また，午後になると「家に帰りたい」と落ち着かない様子で立ち上がり，病室から出てきてしまい，作動することもあった。そして，そのようなときには，看護師の目が届くよう車椅子に座った状態でナースステーションで過ごしてもらっている状況だった。

　認定看護師は，河村さんの困りごとを知るために病室を訪問した。挨拶と自己紹介をしてから，「何かお困りのことはありませんか」とたずねたところ，河村さんは，「困っていることは別にないよ。どうしたらいいのかな……ここは何病院だったっけな？　頭がぼんやりしてすっきりしない感じだねえ」と話した。

　「頭がすっきりしないんですね。転んで頭を打ってしまわれたので，その影響かもしれませんね」と伝えると，「そうだね」とぼんやりとした様子で答えた。また，「やることがないと退屈ですか」とたずねると，「責任のある仕事がしたいね」と話した。仕事についてさらに聞いてみると，「どんな仕事って言

われてもね……人に会ったりさ……あなたもそうでしょう？」と，詳しく語ることはできないものの，「営業のお仕事ですか」とたずねると，笑顔になって「営業だよ」と答えた。

ナースステーションから持ってきた携帯電話を手渡すと，河村さんは，「携帯，ここにあったんだ。これは持っておかないと」と言って，操作を始めた。また，家族が持ってきた写真集を開き，「これはどこの写真だっけな？」など，穏やかなやりとりができた。

河村さんは現役時代の話題に関心を示し，今も役割を持ちたいと思っている様子だった。しかし，入院中というなじみのない環境でできることは少なく，退屈しており，頭がすっきりしない感じが活動意欲の低下に影響している可能性も考えられた。また，携帯電話を日常的に使っていた様子から，そばにないと困るのだろうなと認定看護師は感じた。

(2) 転倒が起こりやすい理由とタイミングについてアセスメント

次に，現在の河村さんの歩行能力に合わせた転倒予防対策を検討することにした。リハビリテーションに立ち会った病棟看護師によると，河村さんは手すりにつかまりながら 100 m 歩けるようになったが，理学療法士からは周囲の人通りや物音に注意がそれやすく，そのようなときにはバランスを崩しやすいと言われていた。また，午後に強くなる帰宅願望がせん妄と判断されて抗精神病薬の内服を続けていることも，眠気やふらつきに影響している可能性があると考えられた。

これらのことより，歩行に集中できる環境で，つかまるところがあれば，転倒のリスクは減らせると考えられた。また，河村さんの帰宅願望は，役割や仕事がない退屈さや居場所のなさから不安や焦燥感が生じる，認知症の行動・心理症状（BPSD）の可能性があり，入院生活が安心できるものになれば抗精神病薬も減量できるのではないかと考えた。

(3) 本人の困りごとやニーズを本人の視点で考察

認定看護師は，安全管理は必要だが行動制限だけでは転倒を予防できず，また，認知症のある河村さんのニーズが満たされて安心を感じながら療養できる

ことが，結果的に転倒予防になると考えていた。

　はじめに，河村さんの生活行動の中で，見守りが必要な場面とそうでない場面について病棟看護師らと話し合った。河村さんの様子を観察した病棟看護師からは，次のような気づきの声が上がった。

　・ベッド横の洗面台の前に椅子を設置すれば，1人で洗面できるのではないか。

　・排泄の動作は1人でできるけれど，ベッドからトイレまでは距離があり，切迫感があるとあわてて転んでしまうことがあるのではないか。

　・テレビのリモコンは，そばに固定した置き場所があれば探し歩かずに済むのではないか。

　・携帯電話を使って家族と話しているのを見たことがある。

　相談者の病棟看護師は，他の看護師らが河村さんの強みに気づけるようになってきていると感じた。そこで，「歩けるようになった河村さんが，『歩かないで』と行動を制止されたらどう感じるだろうか」と，ミーティングで問いかけた。

　すると，

　・もともと自分のことは自分でしていたのだから，入院しても自分でしたいと思っているのではないか。

　・自分だったら，何かをしたいと思ったときに「しちゃダメ」と止められたら腹が立つし，反発する。

　・トイレを使っているところを知らない人に見られたくないし，見られたら恥ずかしい。

など，河村さんの心情に鑑み，また，本人の能力を踏まえ，ニーズを大切にする意見が聞かれた。

　病棟看護師はこの話し合いを通して，河村さんに必要なケアはセンサー対応ではなく，困りごとやニーズに対応することだと気づくことができた。

（4）本人のニーズを満たし，安心して過ごせる居場所づくり

　（3）を踏まえ，河村さんにとって安心な居場所となるよう，病棟看護師で次のような3つの目標を立て，リハビリスタッフなどの他職種とともに支援を

行った。

① 転倒しないでトイレで排泄できること

② 使いたいもの，必要なものが近くにあるようにすること

③ 楽しみや好きなことに取り組める時間を持てるようにすること

① については，理学療法士のアドバイスを参考に，ベッドからトイレまでの動線に把持具を設置し，病棟看護師はトイレのたびに把持具につかまるよう河村さんに声をかけ，排泄中は扉の外で待機するようにした。

② については，ベッド横のサイドテーブルを定位置と決めて，看護師が退室する際に必ず本人と置き場所を確認するようにした。家族には，携帯電話について，手元にないと本人が困ること，病院でも使いこなせていることを伝え，看護師が管理しないことの了承を得た。

また，ベッド横の洗面台の前に椅子を置き，河村さんが好きなときに移動して，椅子に座って安全に歯みがきや洗面ができるようにした。

センサーは，病棟看護師が「見守りが必要」と判断したトイレのタイミングでキャッチでき，それ以外の場面でできるだけ訪室しなくても済むようにマット型センサーに変更し，ベッドからトイレの動線の途中に設置した。その結果，病棟看護師がセンサー対応で訪室する頻度はかなり低下した。

③ については，作業療法士が「河村さんは創作的活動に集中でき，仕事的役割にも反応がよい」とアセスメントしていた情報から，作業の時間を持つようにした。「娘が無理やりやらせるんだ」と苦笑いしながらも，家族が届けてくれたドリルに1時間近く集中して取り組み続けていたことから，ナースステーションで過ごすときはドリルを解いてもらったり，メモ帳づくりをお願いしたりして，集中できるよう静かな環境を整え，1時間したら休憩の声をかけるようにした。

夕方に「家に帰る」と部屋から出てくるときには，病棟看護師は制止する言葉を避け，しばらく付き添って廊下を歩いたり，世間話をしたりするなど，寄り添う対応を続けた。その後の河村さんは退院まで転倒することはなく，基本的には病室でテレビを見たり，家族が届けた本を開いたりするなど，マイペースに過ごしていた。

● 本事例の振り返り

前頭側頭型認知症は，前頭葉と側頭葉前部を病変の主座とする神経変性疾患で，日常生活レベルは保たれる一方で，脱抑制（周囲に配慮ができず，本能の赴くままに「わが道を行く」ような行動をとること）や常同行動（同じ行動を繰り返すこと）などの特徴的な症状が生活に影響しやすい。河村さんの入院前からのトイレへのこだわりや，作業に集中する様子は常同行動の影響の可能性が考えられた。

また，記憶障害が進行していた河村さんは，住み慣れた自宅にいるときには家族の支援のもと，生活を送ることができていたが，突然入院し，なじみのない環境に置かれて，「ここはどこか」「なぜ自分がここにいるのか」「何をすればよいのか」といった状況理解が低下して，常に不安や心もとなさを感じながら過ごしていたと推察される。そのような状況で，常に見張られているかのように，何かをしようとすれば医療者が病室に飛び込んできたり，行動を制限されたりし続けていたら，「ここにいたくない，家族のいる場所に帰りたい」と感じるのは自然な反応だろう。

認知症高齢者の転倒は，「自分で何かをしたい」というニーズがあるのに，本人のニーズに合わない一方的なケアが実践されたときに起こりやすいと言われている[1]。本事例における，河村さんに対する「1人で歩かないでください」という声かけは，言葉による拘束（スピーチロック）である。スピーチロックは，その場の安全を確保できているようにも見えるが，認知症高齢者のBPSDやせん妄の根本的なところにアプローチしているわけではない。スピーチロックや過剰なセンサー対応による行動制限は，むしろ本人の尊厳を脅かし，日常生活動作（ADL）や筋力の低下を引き起こして転倒のリスクをさらに高める可能性があることを認識する必要がある。

河村さんは当初，「認知症のある，センサーが鳴り止まない困った患者」というレッテルを貼られていたことから，本人の「持てる力」を十分評価されないまま，医療者視点のリスク管理に重点が置かれていた。しかし，看護師が河村さんとの対話や実際の行動の分析から，価値観やニーズ，背景を的確にとらえ，「持てる力」に気づくことで，一方的な行動制限をするのではなく，ニーズを満たし，「持てる力」を支えるケアに切り替えることができた。その結果，

入院生活における河村さんの自由や権利が尊重され，安心して穏やかに過ごせるようになったと考える。

（齋藤尚子）

引用文献

1) 鈴木みずえ編（2019）：認知症 plus 転倒予防―せん妄・排泄障害を含めた包括的ケア，日本看護協会出版会.

参考文献

・鶴若麻理，長瀬雅子編（2022）：看護師の倫理調整力―専門看護師の実践に学ぶ，第2版，日本看護協会出版会.
・日本看護協会編（2016）：認知症ケアガイドブック，照林社.

8 こんな入浴介助を受けてみたい

認知症高齢者の入浴拒否は「仕方がない」ことなのか

● 事例紹介

木梨トシ子さん，94歳，女性，アルツハイマー型認知症。

木梨さんは夫とは死別しており，長男は遠方に在住。長女夫婦が週に1回，面会に来ている。

3年前に肺炎で入院したとき，被害妄想や錯覚があったため，せん妄の治療を受けていたが，記憶障害や見当識障害などの症状（認知症の中核症状）が見られ，アルツハイマー型認知症と診断されて，認知症の進行を抑える薬による治療が開始となった。その後，介護老人保健施設に入り，リハビリテーションで歩行訓練を行っていたが，それ以外の時間は寝ていることが多く，移動には車椅子を使用していた。木梨さんが歩行困難になり，認知症もあることから，長女夫婦は自宅で一緒に生活することは厳しいと判断し，2年前に介護老人福祉施設（特別養護老人ホーム）に入ることになった。

饒舌に話す木梨さんは，看護科長や介護職員にとって，「話好きな人」という印象があった。年相応の難聴（老人性難聴）もあり，聞き間違いが多いため，対応するときには意識的にゆっくり話すようにしていた。

木梨さんは，気に入っている湯飲み茶碗を施設に持ってきており，きれいに洗浄してあるかなど，清潔面を特に気にかけていた。また，その湯飲み茶碗ではないものが運ばれてきたりすると，「何で持ってこないのか。ひょっとして壊してしまったのではないか」と反応することがあり，それが原因でしばしば興奮することもあった。また，職員同士のコミュニケーション上のやりとりを，自分に対するものととらえ，急に怒り出したりすることもあった。

看護学生の実習があり，その最終日に看護科長と学生とで振り返りを行った。そのときに学生から，「今日，木梨さんの入浴介助があったのですが，こんな入浴介助なら私が受けてみたいと思いました」との発言があった。看護科

長がなぜそう思ったのかとたずねると，学生は，「木梨さんは以前，『寒いから入浴したくない』と言っていました。そのときの介護職員は，後から再度入浴の声かけをしましたが，拒否があったのでその日の入浴は中止しました。でも今日は，男性の介護主任がうまく入浴介助をして，木梨さんはその後に『気持ちよかった』と嬉しそうに笑っていました」と答えた。

　看護科長は，「入浴は寒いからと嫌がる人が多いのですが，それでも当施設では週2回は入浴の機会を持ってもらうようにしています。入浴には個浴とリフト浴，ストレッチャー浴がありますが，どれも1人でも入浴できますし，介助する場合は1人から2人で行います。介助は優しくていねいに行うことが基本で，また，無理強いはせず，その人がお風呂に入れるようになるまで待ってから介助をします。嫌だと言っていた高齢者が入浴して爽快感を得られ，『気持ちよかった』と笑顔を見せてくれるようなケアが見られて，とてもよい実習でしたね」と説明し，締めくくった。

　看護科長は，入浴拒否がある木梨さんに対してどのように入浴介助をしたのか興味を持ち，その介護主任に詳しく聞いてみたところ，「木梨さんの入浴介助ですよね。寒いって言っていたけど，前もって脱衣室にも暖房を入れてから一緒に行ってみたら，『あら，寒くないわ』って言っていたので入浴してもらいました。あと，男性が女性を入浴介助するので，裸が見えないようにタオルを使用したりするなど，男女の性差には人一倍気をつけて工夫をしています。木梨さんに入浴してもらえて，しかも学生さんにもそんなふうに言ってもらえて嬉しいです」と，笑顔で答えた。

● 本人・介護主任（介護福祉士）・看護学生・看護科長の入浴することに対する価値

本人

裸になると寒いので，できるだけ入りたくない。

介護主任

入浴介助時に全裸になることで寒さを感じさせることのないようにしたい。男性が女性を介助することにより感じるであろう羞恥心に配慮したい。

看護学生

気持ちよく入浴してほしい。

看護科長

「裸になるのが寒い」と言って嫌がる人が多いが，清潔を保つために入浴を
してほしい。入居者が「気持ちよかった」と言い，介助する職員が笑顔でそれ
に応える，そんな入浴を実現したい。

● 本事例の倫理的問い：木梨さんが入浴を拒否するのは「仕方がない」ことなのか

　看護科長は，入浴拒否のある木梨さんがなぜ「気持ちよかった」と笑顔で入
浴できたのか，介護主任の入浴介助の方法に，参考にできる部分があるのでは
ないかと考えた。認知症高齢者の入浴拒否は「仕方がないこと」ととらえるの
ではなく，「どうすれば気持ちよく入浴してもらえるのか」を追求することが
重要であり，これを機に，介護主任の入浴介助のアプローチを辿ることで入浴
拒否の背景と倫理的課題を探索し，少しでも快適な入浴介助を実現したいと考
えた。

● 介護主任が行った具体的なアプローチ
（1）脱衣することによる体感温度の差に配慮

　入浴のために脱衣して裸になれば，まず，誰しも「寒い」という状況にな
る。秋〜冬季には事前に脱衣所に暖房を入れておくことは，当施設のルールと
して決まっていたが，本事例では，介護主任が一緒に脱衣所に行き，室温を確
認していた。アルツハイマー型認知症では，以前のことを覚えていないことが
あるため，そのようにしたことによって，「ここで脱衣をする」ということ，
そして「寒くない，暖かい」ということが事前にわかり，効果的だった。

　暖かい環境をつくるだけでなく，入浴前に一緒に暖かさを確認することで，
入浴する心の準備ができ，それが安心につながったと思われる。なお，「快適」
と思う室温は人によって異なることも，配慮すべきポイントである。

(2) 裸になることや入浴介助をされることへの羞恥心，性差に配慮

　裸になることについて，「恥ずかしい，見られたくない」と感じる場合もあるため，できるだけ裸が見えないようにする工夫も必要である。本事例でも，「タオルを使って見えない工夫をしている」との説明があったが，特に胸部と陰部には細心の注意を払い，バスタオルを上から掛けて見えないように工夫していたという。バスタオルを上半身から下半身に掛けて隠し，また，フェイスタオルを両肩の上から掛けて保温にも努めながら，全裸になることへの羞恥心に配慮していた。

　なお，性差の点から，男性の入浴介助は男性が，女性には女性が行うのがよいとされているが，当施設の利用者には女性が多く，その日の勤務状況によっては男性が女性の入浴介助をしなくてはならない場面が出てくる。避けては通れない問題だが，そこをどう乗り越えていくのかが問われる。

(3) 相手の好む話題を提供

　本事例の介護主任は，10 年近く当施設で働いており，コミュニケーション能力に長け，話し上手で利用者を笑顔にさせるのが得意との定評がある。また，木梨さんはこの介護主任が自身の娘の話をするのをとても気に入っており，娘の話題になると喜んで聞いている。「笑顔になる」ということは，心から喜んでいなければできないことだと言える。この日の入浴時も，最初から娘の話を出し，笑顔を引き出していた。実践を重ねてきたからこそ，このときはこの話を出した方がよいと判断し，できたことでもあった。

● 本事例の振り返り

　入浴は，認知症高齢者にとって，さまざまな不安や懸念をもたらす場合もあることを知っておかねばならない。高齢になると，身体が自由に動かせなくなることも多く，床で滑って転びやすいからなどと言い，やがて面倒だと風呂に入りたがらない人も増えてくる。

　また，認知症高齢者は，羞恥心から異性による介助は嫌だということをなかなか表出できない。特に女性の場合は，「男の人にお風呂に入れてもらうのは恥ずかしい」という気持ちが働く。「今日の（入浴介助担当の）人は怖い人だ

から，やめておく。今日1日くらいお風呂に入れてもらわなくても大丈夫」などと入浴を拒否し，何日もそんな日が続くうちに，自覚のないまま不衛生な状態になることもある。

　本事例の介護主任が行っていたケアには，「『入浴したくない』と言うことは仕方のないことだ」というとらえ方がなく，「どうすれば『入浴したい』と思ってもらえるか」「どのようにすれば裸が見えないようにできるか」という配慮が込められていた。

　認知症ケアについて，室伏[1]は，「老年痴呆者へのケアの原則（20か条）」を提唱している。そして，日々の認知症の人同士の会話や仲間関係の観察から，認知症の人の尊厳を支え，生き方を支えるケアの実践は，認知症の人に安寧をもたらすことにつながり，そこに認知症ケアの理念があると説いた。認知症ケアの本質は，良好な「なじみの関係づくり」であり，それを積極的にケア実践に活用することの必要性を説いたのである。

　本事例の介護主任と木梨さんの関係も，まさにそうした「なじみの関係」であった。木梨さんは介護主任に対し，「（介助に来てくれたのが）この人でよかった」という気持ちがあり，そのことも入浴拒否が緩和した理由と思われる。そして介護主任にとっても木梨さんは，娘の話，つまり，子育てのことになると，親である身から同じ立場で共感してくれる人であり，互いに通じ合える相手なのである。

　図に示したのは，利用者の入浴への意識と，介助者の入浴介助技術の関係性である。中央の円の中にあるのは利用者の入浴への意識で，「性の意識」や「面倒」などがあるが，これは人によって大きさが変わるものである。

　その周囲に配した入浴介助技術には，一般的に必要とされるものを掲載した。本事例の介護主任の入浴介助技術は，相手の「性の意識」「裸を見られる（ことへの羞恥心）」といった思いを包み込むような「性差を感じさせない配慮」がなされ，どのようにしたら入浴の時間を楽しく過ごしてもらえるかに気を配るという「コミュニケーション技術」で溢れていた。

　ナイチンゲール[2]は，「病人が皮膚をていねいに洗って乾かしてもらったあとでどんなにほっとして心地よく感じているか，（中略）しかし，忘れられてはならないのは，こうして得られたのは心地よさと安堵だけではない（中略），

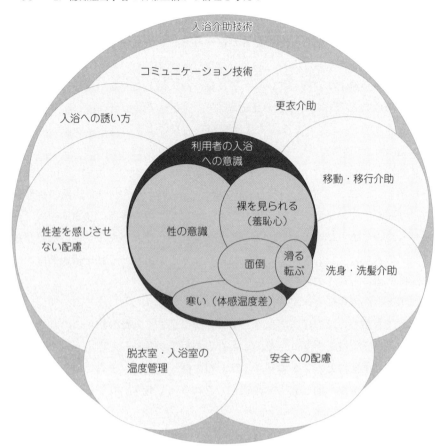

図　利用者の入浴への意識と，介助者の入浴介助技術の関係性（本事例の介護主任の場合）

今まで彼らの生命力を抑圧していた何かが取り除かれたことで，それが解放されたということの表れに他ならない」と述べている。

　入浴し，爽快感を得て笑顔で「気持ちよかった」と言われるのは，介護職員または看護師が本当にやってよかったと思える出来事になる。本事例の看護学生が目の当たりにし，感動したのも，そうした出来事であった。

　また，木梨さんが介護主任の入浴介助を受け，「気持ちよかった」と笑顔になったこと，快適に清潔保持がなされたことは，ナイチンゲールの言う「生命力が解き放たれた」徴候の一つであったと言えるかもしれない。そして，木梨

さんがそのような反応を見せたのは，身体的な心地よさが得られただけでなく，介護主任が羞恥心や性差に配慮したことや，どんな言葉をかけたら楽しく過ごせるのかに気を配るコミュニケーション技術を発揮したことも作用していたのである。

　「入浴は嫌だ」と言う高齢者の全員がこのような介助を受けられていないのも現実としてある。しかし，現場でケアに当たっている人が，このようにそれぞれ工夫や配慮をしながら介助をし，相手を自然と笑顔にしている。そのことを多くの人に実感してほしいし，介助に携わるすべての人がそのようなケアに励んでほしいと心から願っている。

（鈴木真理子）

引用文献
1）室伏君士（1984）：痴呆老人の理解とケア，金剛出版.
2）フロレンス・ナイティンゲール（小玉香津子，尾田葉子訳）（2019）：看護覚え書き－本当の看護とそうでない看護，新装版，日本看護協会出版会，p. 126.

9 恥ずかしいから嫌だ

暴言・暴力の背景が見過ごされていないか

● 事例紹介

横井幸恵さん，83歳，女性，レビー小体型認知症。

横井さんは独身で，兄と妹は死去しており，親族は同じ市に住む姪と甥がいるのみである。姪によると，若いときから1人暮らしで，自律して生活しており，プライド（自尊心）が高かったという。

4年前，たまたま訪ねてきた姪が居間で倒れている横井さんを発見し，緊急搬送された。そのときに病院で検査をしたが，倒れた原因はわからなかった。また，数年前から姪は，横井さんが認知症を発症しているのではないかと疑っていたが，症状が顕著でなかったために，受診をすすめなかったという。入院時には，短期記憶障害，長期記憶障害，妄想，暴言・暴力などが見られた。

その後，レビー小体型認知症と診断され，進行を抑える薬1種類と気分を落ち着かせるための薬2種類による治療が開始となった。また，独居生活が困難と判断され，介護老人保健施設に入ることとなった。

日常生活動作（ADL）が低下して車椅子での生活となり，誤嚥も起こすようになっていた。また，他の利用者や職員を怒鳴る姿がたびたび見られるようになり，1年前，介護老人福祉施設（以下，特別養護老人ホーム）に入ることになった。

その特別養護老人ホームでは，介護福祉士を対象に，オムツに関する知識・技術を習得する研修を実施しており，計6回にわたるその研修を受講し，試験を受けて合格した者に認定マイスターの称号が与えられるという制度を導入していた。横井さんが暮らすユニットの介護チーフ（介護福祉士）が，この認定マイスターになったばかりで，身につけた知識や技術を活かして成果を上げなければと意気込んでいた。

横井さんは，車椅子に座っていることが多く，自分で移動することはなかっ

た。そして，1日の中でも認知面の変動があり，車椅子に座ってボーッとしているときと，妄想，暴言・暴力が見られるときがあった。職員は対応に困ることが多く，横井さんとの関わりをなるべく避けようとする者もいた。

　暴言・暴力の例としては，職員にお金や物を盗まれたと思い込んで，「金を返せ！」「誰か聞いて！　この人が私の○○を盗ったの！」と怒鳴ったり，あるいは，「早く辞めろ！　このブス！」などと叫んだり，ケアをするときに抵抗して職員を叩いたり蹴ったりする場面が見られた。暴言の内容は確かにひどく，誰もが関わりたくないと臆してしまう類のものであった。

　排泄に関しては，日中はリハビリパンツと尿取りパッド，夜間はテープ式紙オムツと尿取りパッドで対応していたが，日中はリハビリパンツからの尿の横漏れがあってズボンを濡らす状態になり，介護福祉士は尿取りパッドの当て方を工夫してみたが，改善しなかった。

　その後，オムツに関するフォローアップ研修があった際，介護チーフが看護科長に相談してみたところ，看護科長は，リハビリパンツの股側から尿が漏れ出ているのが原因だろうと推察し，股下の長さのあるボクサー型リハビリパンツを使うことをすすめた。ボクサー型を使い始めて1か月が経過し，横井さんは，失禁はあるものの，リハビリパンツからの尿の横漏れはなくなった。そして，それとともに暴言・暴力が少なくなった。看護科長は，その原因は，リハビリパンツの変更にも関連があるのではないかと考え，介護チーフにもたずねてみたが，「横井さん，最近，暴言が少なくなったんですよね」と言うのみで，原因までは追究できていない様子だった。

● 本人・看護科長・介護チーフ（介護福祉士）のリハビリパンツから尿の横漏れが起こっていることに対する価値

本人

　失禁状態が続き，リハビリパンツからの尿の横漏れ，尿による衣服の汚染が起きている。

看護科長

　昼間に使用するリハビリパンツをボクサー型に変更したことは，横井さんの

尿の横漏れの改善だけでなく，暴言・暴力が少なくなったことにも結びついているのではないか。

介護チーフ

　認定マイスターとして，身につけた知識や技術をケアに活かし，結果を出さなければならない。横井さんの日中の尿の横漏れをなくしたい。ズボンを濡らす状態になっているのが気になっている。

● 本事例の倫理的問い：暴言・暴力の原因は検討されているのか

　レビー小体型認知症は，1日の中でも認知機能の変動が大きいことが特徴の一つである。横井さんも，1日の中で認知面の変動が大きく，ボーッとしているときと，妄想などにとらわれているときとがあった。

　そして，暴言・暴力がある前後にリハビリパンツから尿の横漏れが起こり，衣服に尿による汚染が生じており，それがさらにいら立ちの原因につながっているようだった。しかし，介護チーフはそれらを関連づける視点では考えておらず，暴言・暴力の原因は，検討されていないようであった。

● 看護科長と介護チーフが行った具体的なアプローチ

（1）本人の本来の性格や日常の言動を理解

　介護チーフは，横井さんがどんな叔母であったのか姪にたずねた際，非常に優しい叔母だったと話してくれたということや，他の入居者がむせていると横井さんが「大丈夫？」と声をかけていたこと，おやつのときに，他の入居者に出されていないことを心配する姿が見られたことを話した。しかし，介護福祉士たちが，暴言・暴力のある横井さんのことを優しい人だと思ったことはないであろうことが推測され，介護福祉士たちの多数がそうした横井さん本来の優しい面を知ろうとする姿勢は不足しているだろうと言った。

　横井さんは，レビー小体型認知症と診断される前までは，自律した生活を送っていた。そのため，多少の尿失禁があったとしても，パッドを使用して自分で対処したり，衣服が尿で汚れたら洗濯するなどして過ごしてきたのではないか，つまり，排泄に関連する行為は，自分自身で行ってきたであろうことが推

測できた。そう考えると，尿失禁があり，また，その尿が横漏れしてズボンを汚してしまうことは，横井さんにとってたまらなく不快なことであろう。看護科長と介護チーフは，横井さんの心情を思い，やるせない気持ちになった。

　さらに，尿の横漏れに気づいた介護福祉士によってズボンを取り替えさせられるという状況も，排泄のことなら自分自身で行いたい横田さんにとっては，いら立ちの原因になっていたのではないかと考えた。

（2）暴言・暴力が発生した際の本人の状況を明らかにし，共有

　尿失禁状態が続き，リハビリパンツから尿の横漏れを繰り返していた横井さんの状態がなぜ改善し，暴言・暴力も少なくなったのか。これを検証することが自分たちのケアの意味を知るよい機会になるのではないかと考えた看護科長と介護チーフは，カンファレンスを開催することにした。

　リハビリパンツからの尿の横漏れがなくなったことに伴い，暴言・暴力が少なくなったことの理由に心当たりはないかと，介護福祉士たちにたずねたところ，横井さんから「できない。恥ずかしいから嫌だ」「私なんかといても，何もできない」「すみません，あっち行って」という発言が多く聞かれたと話した。プライドが高い横井さんにとって，排泄ケアをされることは，まさに自尊心を傷つけられる行為であり，特に配慮をしなければならないところであったと反省した。

　尿の横漏れはボクサー型リハビリパンツに変更することで改善したが，排泄ケアは1日中続くケアである。だからこそ，介護福祉士の介助が一度でもおざなりなものになってしまうと，ケアを受ける側は，不快感と羞恥心とが混ざり合い，いたたまれない気持ちになりうるということに注意しなければならない。信頼関係を築くためにも，横井さんに対するケアを根本からとらえ直し，尊厳を大切にしたケアを目指そうということになった。

（3）非言語的な表現から，本人の思いを推察

　横井さんの場合は，レビー小体型認知症の進行のために自分の感情をうまく言葉にするのが難しいため，笑顔やしかめ面などの表情から，今どう考えているのか，感じているのかを読み取ることが重要になる。そのことを確認した結

果，介護福祉士が横井さんと関わるときには，しっかりと向き合って話を聞き，言葉を選びながら対応することを心がけた。時間をかけて，横井さんが発言する言葉を助けながら笑顔で話すことによって，横井さんは，互いに伝えたいことを理解し，落ち着きを見せることが多くなった。たまに他の入居者と関わっているときに横井さんが声を上げることもあったが，必ず声をかけるようにし，気にかけていることを伝えると，安心感を得て落ち着いて過ごすことができるようだった。

　また，そのように横井さんと関わる中で，横井さんが周囲の職員や入居者の動きをよく観察していることもわかった。そして，通常は1人で過ごすことも多いものの，テーブル席の隣の入居者とコミュニケーションを楽しむ姿も時折見られた。「1人だと寂しいね」と話すこともあり，本心では他者と関わりたいということも理解できた。

● 本事例の振り返り

　キットウッド[1]は，認知症ケアの考え方として，「パーソン・センタード・ケア」（以下，PCC）を提唱した。その目的は，パーソンフッド（person-hood）を維持・向上することであり，パーソンフッドとは，1人の人として，周囲に受け入れられ，尊重されることだと説いている。つまり，PCCとは，認知症を持つ人を1人の人として尊重し，その人の視点や立場に立って理解してケアを行おうとすることを示す。

　本事例の場合は，横井さん本人の暴言・暴力が一因となって，職員たちが横井さんを敬遠してしまうようになり，その人の思いをくみ取りながらの個別性のあるケアが行われていなかった。一方，横井さんには，リハビリパンツからの尿の横漏れが頻出しており，介護福祉士たちはこれを改善したいと考えていた。そして，排泄ケアを見直したことをきっかけに，暴言・暴力もこれと関連していたことに気づき，排泄時の言動により注意を払う必要があることを再認識することとなった。

　また，人として相手が何を考えているか，何を感じているかなどにも思いを馳せ，真摯に向き合いながらケアを行うことが求められるということにも気づいた。横井さんが，実は1人で過ごすよりも他の入居者とも関わり合いながら

毎日を過ごしていきたいと思っていることが理解できたのも，そのように横井さんと正面から向き合った結果である。

　本事例において，真に PCC を実践する上で介護福祉士たちと看護科長が優先すべきだったのは，横井さんが横井さんらしくあるように，まずはその感情や思いを受け止め，どうすべきなのかを考えることであった。ケアに携わる者として，その人がその人らしくあるよう，その人を尊重する姿勢を持ち続けたいものである。

（鈴木真理子）

引用文献

1）トム・キットウッド（高橋誠一訳）（2005）：認知症のパーソンセンタードケア―新しいケアの文化へ，筒井書房.

参考文献

・吉本和樹（2008）：施設で排泄援助を受ける高齢者の体験．老年看護学，13（1）：57-64.

10　嫌です，どうしたらいいの？

認知症高齢者へのアクティビティの提供は何のためか

● 事例紹介

　千葉和代さん，86歳，女性，アルツハイマー型認知症。

　千葉さんは長女として出生。最終学歴は大学卒業で，学生時代は成績優秀で友人も多かった。卒業後は大手企業に就職して，25歳で結婚し，退職した。その後，2人の子どもの出産と子育てを経て，40歳から78歳まで事務職として働いていた。夫，長女夫婦，孫と同居しており，性格は温和で社交的であり，趣味のダンスや散歩を楽しんでいた。

　15年ほど前から不眠を訴えるようになり，10年ほど前から近医で睡眠薬を処方されている。3年前，家族と話が嚙み合わなくなったことを機に精神科を受診し，抗不安薬を内服することになった。同年，日常生活では，自身で確定申告を行うことはできていたが，外出中の転倒から大腿骨頸部骨折を起こし，精神的に落ち込むことが増えていった。その後，入浴をしなくなる，料理の献立のレパートリーが著しく偏る，自宅やショッピングセンターなど移動頻度の高い場所への経路を忘れるなどの症状が急速に進行し，抗うつ薬を内服するようになった。そして転倒から4か月後，トイレの場所がわからなくなり，室内の床や洗面所での排泄または失禁行為が目立つようになり，家族は千葉さんの自宅での生活の継続について悩んだ末，介護付き有料老人ホームに入ってもらうことを決めた。しかし，施設療養を開始した1か月後から，易怒性，暴言・暴力，介護抵抗も見られるようになったため，治療目的で総合病院の認知症病棟に入院となった。

　画像診断では，頭頂葉と後頭葉で軽度の血流低下を認め，MMSE（Mini Mental State Examination）は15/30点であった。これまでの急速な認知機能低下と，抑うつ，睡眠障害，易怒性，暴言・暴力，介護抵抗といった認知症の行動・心理症状（BPSD）の特徴から，アルツハイマー型認知症で，症状の進

行度は中等度と診断され，薬剤調整を行うことになった。

　千葉さんの認知症中核症状としては，主に記憶障害と見当識障害が見られた。日時や場所に関する物忘れがあったり，トイレに行ったことを忘れて数秒～数分間隔で「トイレに行きたいです」と訴えたりしていた。診察により泌尿器疾患は否定され，頻回なトイレ希望は記憶障害が原因として考えられた。一方で，見当識障害による症状としては，家族や医師・看護師を認識できないことが多かった。その他，自分の部屋の場所がわからないために他者の部屋に入ってその部屋の人と衝突してしまう，目の前にある物を食べ物だと思って口に入れてしまう，衣服の着脱方法がわからない，食事中に箸やスプーンの使い方がわからなくなり手づかみで食べてしまう，椅子から立ち上がったものの次の行動がわからなくなってしまう，同じ場所を歩き回る，といったことなどが見られ，症状の出現は日によって異なり，また，多岐にわたっていた。さらに，BPSD としては，前述のように睡眠障害，暴言・暴力，介護や医療処置への抵抗などが見られた。

　あるときには，「どうしていいかわかりません。お願いです，助けてください」という訴えを繰り返しながら，看護師や別の患者の腕をつかもうとする行動も見られたが，看護師が要望を聞くと，「わかりません」と繰り返すだけであった。看護師は，千葉さんが認知機能障害と BPSD によって混乱した状態にあり，再転倒や再骨折，他者との衝突を起こす可能性があると考え，行動が落ち着かないときは見守りを徹底していくことを看護計画の支援内容に取り入れた。しかし，数日が経過し，千葉さんの行動が想像以上に落ち着かず目が離せない時間が多いことや，その間は他の患者へのケアができないことで，看護師は負担に感じることも多かった。

　入院後，1 回目の多職種カンファレンスが行われた際に，看護師は，千葉さんの認知機能障害と BPSD への対応として，30 分程度のアクティビティを導入することを提案した。入院前の情報をもとに，本人が得意としていた塗り絵，百人一首のなぞり書き，算数ドリルを開始することになり，開始当初は渡されたアクティビティを終了時間になるまで静かに続けていた。看護師は，アクティビティ中の千葉さんには歩き回る様子や暴言が見られず，静かに集中しているように見えたことから，認知機能低下や BPSD の軽減に効果があるか

もしれないと感じた。しかし，数日経過したころから，「嫌です，わかりません。どうすればいいの」と訴えながら，使用するテキストを破ってしまう行動が見られるようになった。

● 本人・医療者のアクティビティに対する価値

本人

　もともとは温和で社交的であり，身体を動かすことを楽しみにしていた。計算能力に優れた一面もあった。しかし現在は，さまざまな認知機能障害が複合的に生じ，能動的な日常生活は失われつつある。実際に本人がどのようなものを希望しているのか意思表示はできないものの，提供されたアクティビティには，開始当初は静かに取り組んでいた。しかし，その数日後から，戸惑い，拒絶する言動を繰り返し示した。

看護師

　アクティビティは千葉さんの認知機能障害と BPSD を安定させ，本人にとってよいと思っていた。また，アクティビティを導入することにより，スタッフ側の見守りの負担が軽減し，他の患者へのケアが行き渡ると考えた。

● 本事例の倫理的問い：本人から拒否反応があるのに，アクティビティを続けてよいのか

　看護師は，千葉さんのアクティビティを拒否するような発言と，使用するテキストを破ってしまう反応を見て，今のアクティビティが本人の苦痛や混乱を悪化させ，適切ではない可能性があると考え，定期の多職種カンファレンスでもこれについて話し合うことを提案した。カンファレンスでは，千葉さんの認知機能を再検査する必要があること，BPSD の進行は薬物療法による副作用の影響があるか否かを検討すること，その上で千葉さんに必要なアクティビティの内容の適切性を改めて評価する必要がある，という点が明らかになった。

　認知機能の再検査では，MMSE 9/30 点まで低下していたことがわかった。千葉さんは，検査中は集中することができず，「わかんない」と投げやりな反応を示していた。医師は，入院後に開始した認知症治療薬の副作用が影響して

いる可能性があると評価し，改めて薬剤調整を行った。

　看護師は，作業療法士とともに，今後のアクティビティを検討した。現在の認知機能からすると，塗り絵や文字のなぞり書き，簡単な算数ドリルは実施できると考えたが，集中力の持続時間が非常に短いという点への配慮が重要と思われた。看護師は，千葉さんが示した拒否反応の原因は，認知機能や集中力の低下が関連しているのではないか，千葉さんがどのように嫌がっているのか，なぜ嫌がっているのかといった意味を確認しながら，個別の状況に合わせたアクティビティを工夫して提供する必要があると考えた。さらに，見守りに要する時間を少なくするために，または転倒予防やトラブル回避のためにという安全管理の名目でアクティビティを提供しているが，そのことが不必要に患者の行動を抑えようとしていたのかもしれないとスタッフで振り返った。

● 看護師が行った具体的アプローチ
（1）本人が「嫌だ」と言う意味を探索

　看護師は，千葉さんが塗り絵や文字のなぞり書き，計算ドリルを行うところをそばで注意深く観察した。千葉さんは，10分ほど経過したところで手を止め，「わかりません，嫌です」と繰り返し，片手で自分の髪の毛を引っ張りながら眉間にしわを寄せる表情を見せた。次に観察したときにも，同様の発言があり，教材のテキストを破り始めた。看護師が「終わりにしましょうか」と声をかけると，「はい」と無表情で反応した。看護師が書き終えた内容を確認すると，いずれも正確に実施できていた。

　観察を通して，千葉さんは今のプログラムを行う能力は有しているが，持続時間は15分前後であり，この辺りでアクティビティを終えると拒否反応を示さないことが見えてきた。本人のそばで継続的に観察したことは，千葉さんが自分の髪の毛を引っ張ったり，教材を破ってしまったりすることは，「嫌だ」という思いを表現していることがわかり，どのタイミングで作業を終えたら苦痛にならないかなど，負担の限界の詳細を知ることにつながった。以降，アクティビティは基本的に15分以内に設定したところ，拒否反応は示されず，1日の中で数回実施することができた。

（2）本人を孤独にさせずにアクティビティを一緒に実施

　アクティビティは当初，千葉さんを見守る時間を少なくするために，または転倒やトラブルを回避するためにといった安全管理の名目で提供していた。しかし，それが結果的に，看護師が不必要に千葉さんの行動を抑え，見守りを行わないことで千葉さんを孤独にさせる状況が生じていた。認知機能障害が進んだ千葉さんには，自らの感情を十分に表出することができない。しかし，そもそもアクティビティの教材を目の前に置かれ，強制的に促される状況を受け入れるしかない環境に，ただ1人置かれている状態になっており，そこに問題があったのではないか。看護師は，千葉さんの認知機能障害から，アクティビティが本人にとって適切なレベルの内容であるか，安心感や満足感を得られるものであるか，苦痛や不安を増強させるものになっていないかを本人のそばで寄り添いながら詳細に評価していくことが重要であると認識するようになった。そして，千葉さんを1人にしないように配慮してアクティビティを行うと，拒否反応は軽減していった。また，その後，音楽療法や体操のレクリエーションなど，集団で行うアクティビティへの参加も可能になっていった。

（3）ケアの実況中継をしながら，双方向のコミュニケーションを形成

　看護師は，千葉さんの思いを理解するために，本人の気持ちに寄り添い，本人の立場から今置かれている状況と感情を理解し，今後も安心してアクティビティに参加できる支援を提供することが重要であると考えた。そこで，看護師らは勉強会で学んだことのある認知症ケアにおいて重要とされるパーソン・センタード・ケアの考え方と[1,2]，ユマニチュード®のコミュニケーション技法[3]の重要性を思い出し，話し合いの上，これらを日々のケアに取り入れることを計画した。

　ユマニチュード®は，認知症患者への尊厳，愛情，信頼関係の構築を，ケアを通して患者に伝える技法の一つとして知られ，「見る」「話す」「触れる」「立つ」の4つの視点を柱に，患者の残存機能を活用しながら一つ一つをていねいに実践していく。また，たとえ患者の感情表出がなくても，「きれいに描けましたね」など，アクティビティを提供しながら看護師自らが患者の気持ちに寄り添うフィードバックを行う，つまり，「ケアの実況中継」をしながら双方向

のコミュニケーションを作り出すことを積極的に行う，認知症患者中心のアプローチである（図）。

　ユマニチュード® をアクティビティとともに提供することは，本人の理解と心のケアにつながるだけでなく，千葉さんにとって適切なアクティビティを模索する糸口になると期待できた。結果的に，この実践は，看護師と患者の双方向にポジティブな影響を示した。

　看護師は，それまでの「転倒予防のため」という安全管理を名目としたアクティビティの考え方をとらえ直した。また，他の患者のケアを行うために，その間の見守りができないからアクティビティを提供するのではなく，千葉さんがアクティビティを実施できる精神状態にあるかどうかを適切に判断した上でプログラムを開始した。また，アクティビティ中は，千葉さんの近くで実施能力を評価するかたわら，ユマニチュード® のケア技法を用いて安心，楽しさ，不安，苦痛などの表れや変化に対応し，その反応の意味を探るようになった。そして千葉さんが示す細微な反応をつかみ取るように，アクティビティ参加への任意性を担保した。

　数日後，千葉さんは，短時間のアクティビティを継続することができるようになり，参加できるプログラムの種類も増えた。作業中は拒否反応を示さず，精神状態は悪化しなかった。また，アクティビティを行う時間や回数が増え，千葉さんにとって見守りが必要とされる状況が徐々に少なくなっていった。

・多職種による多角的な支援：看護師，医師，作業療法士，薬剤師，ケースワーカー	・認知機能評価 ・薬物療法の評価・調整 ・アクティビティ内容の妥当性の評価	千葉さん
・本人の発言の意味を探る支援 ・孤独にさせない支援 ・コミュニケーションを支援	・本人の反応（表情，表現，行動）を観察 ・アクティビティを行う本人に寄り添う ・尊厳・愛情・信頼関係の構築 ・本人の視点から参加への任意性を評価	・認知機能維持・回復 ・BPSD 悪化予防 ・個別性・QOL 尊重

図　多職種支援とユマニチュード® のアプローチ

● **本事例の振り返り**

　本事例では，認知症が進行した人へのアクティビティにおいて，看護師が本人の拒否反応をとらえたことから始まり，多職種による認知機能と心理状態の再評価を経て，認知症患者本人に寄り添う，その人中心の支援へとつないだ。

　本来，認知症患者へのアクティビティ提供が医療者側より推奨されるのは，次の2つの目的が含まれるからである。一つは，機能維持・回復を図るアプローチ，もう一つは，満足感や楽しみなどの獲得を促進し，本人の自己肯定感を高める心理的支援を目指すことである[4-6]。しかしながら，アクティビティを効果的に進めるには，個々人の認知症のレベルに特化した内容を支援内容に含めることが重要である。本人の残存機能にそぐわないプログラムの提供や能力の過小評価は，心身機能を悪化させる可能性がある。

　本事例で看護師がアクティビティを導入したのは，患者の認知症症状の軽減，自分たちケア提供者の見守り負担の軽減，および他の患者へのケアも充実させたいという思いからであった。多くの場合，病棟では個々の患者とその環境に合わせてさまざまな課題を並行して対応することが日常的に求められる。しかし，たとえそのような環境であったとしても，患者の思いや希望を十分に観察しないまま始めたアクティビティは，本人を孤独にさせ，不安や苦痛を与えることになる。本事例でも，アクティビティを導入するに当たり，本来支援されるべき内容と，看護師の期待とが，完全には一致していないことが浮き彫りになった。

　アクティビティとは，心身機能への影響を期待して行われるものであり，「相手を見ていなくてもよい」時間をつくるためのものではない。本事例では，千葉さんからの拒否反応によって，看護師自身がアクティビティを利用して患者の行動抑制をしていたことに気づき，生活の質（QOL）を高めるためのパーソン・センタード・ケア[1,2]とユマニチュード®[3]を用いて患者の感情の意味を探るケアをアクティビティとともに実践していった。

　意思疎通が難しい患者とのコミュニケーションにおいて重要なことは，相手のことを完全に理解することは不可能であることを前提にしつつ，可能な限りその思いをキャッチし，ともにあることを目指すことである[7]。このことから，単なる医療者視点のアクティビティの提供ではなく，患者の思いを尊重し

た関わりが，認知症のある人に対する詳細な観察と個別化した支援を提供でき
た一因になったと考える。

　最後に，看護師は認知症患者の近くで多くの時間を共有する職種であるから
こそ，本人のニーズをとらえやすく，多職種連携においては情報の拠点にもな
る。本事例では，看護師が，当事者の立場からの「どうしたらいいの？」とい
う思いを大切に受け止め，アプローチしたことが，本人の視点からアクティビ
ティをとらえ直すことにつながったのである。

（南　琴子）

引用文献

1) Kim, S. K., Park, M. (2017): Effectiveness of person-centered care on people with dementia: A systematic review and meta-analysis. *Clinical Interventions in Aging*, 12: 381-397.
2) トム・キッドウッド（高橋誠一訳）(2017)：認知症のパーソンセンタードケア—新しいケアの文化へ，クリエイツかもがわ．
3) 本田美和子，ロゼット・マレスコッティ，イヴ・ジネスト (2014)：ユマニチュード入門，医学書院．
4) Bennett, S., Laver, K., Voigt-Radloff, S., *et al.* (2019): Occupational therapy for people with dementia and their family carers provided at home: A systematic review and meta-analysis. *BMJ Open*, 9 (11): e026308.
5) 池田学監修，村井千賀編 (2021)：認知障害作業療法ケースブック，メジカルビュー社．
6) 今村徹，能登真一 (2020)：QOL を高める 認知症リハビリテーションハンドブック，医学書院．p. 93-100.
7) 村上靖彦 (2021)：ケアとは何か—看護・福祉で大切なこと，中公新書，p. 1-52.

11 認知症があるから，説明してもわからないでしょう

せん妄は，認知症の進行によるものととらえてよいのか

● 事例紹介

上田厚子さん，80歳代，女性。アルツハイマー型認知症。

上田さんは，夫と死別後，独居を続けているが，近所に長女が住んでいる。社交ダンスを習ったり友人と毎年旅行をしたりと活動的だったが，3年前より脊柱管狭窄症による痛みやしびれの症状が出現して，徐々に外出の機会が減り，人との交流も少なくなり，自宅に閉じこもりがちの生活になっていった。同じころより，意欲の低下や物忘れなどの症状が現れるようになり，アルツハイマー型認知症の診断を受け，進行を抑える薬を服用している。料理や金銭管理は難しくなってきたが，住み慣れた家で暮らし続けたいとの希望があり，長女の協力のもと，週に4回のデイサービス，月1回のショートステイを利用しながら1人暮らしを続けていた。

外出するときは車椅子を使い，室内は手すりにつかまりながら何とか歩き，トイレにも自力で行っていた。しかし，その場のおしゃべりはできるものの数分前のことを覚えておらず，何度も同じ話を繰り返したり聞き返したりしていた。デイサービスやショートステイでは，他の利用者や施設職員と楽しくおしゃべりしたり，風船バレーなどで身体を動かしたりすることが好きだった。

ある日，ショートステイ先の食堂で食事を終えて椅子から立ち上がったときに尻餅をついて動けなくなり，救急搬送され，第1腰椎の圧迫骨折の診断で緊急入院となった。痛みが強いことから，経皮的椎体形成術（骨折した椎体に骨セメントを注入すること）が検討されたが，過去に下肢動脈閉塞部に挿入した金属ステントがMRI禁忌であることがわかり，手術のための精査ができないため，コルセットで腰部を固定して安静を保つ保存的加療の方針となった。

上田さんは，腰椎圧迫骨折の痛みに対して鎮痛薬を1日2回内服し，安静時は痛みなく過ごすことができた。おしゃべりが好きで，1か月前にこの病棟に

異動してきた認知症看護認定看護師（以下，認定看護師）が訪室するといつも，「私，ダンスをやっていたのよ。お友達もたくさんできてね，一緒に旅行したりして。そういうのがいいわよね」と昔のことを嬉しそうに語ったり，ケアをすると，「さっぱりしたわ，ありがとう」と毎回感謝の言葉を口にしたりしていた。患部の安静のためベッドの上で排泄することに最初は戸惑っていたが，数回経験するうちにできるようになった。

　ある日，病棟看護師が昼食を配膳し，「ベッドを起こしますね」と言いながら上田さんの身体を起こそうとしたとたん，上田さんは「怖い！」と叫び，苦悶の表情で病棟看護師の手を払いのけた。病棟看護師は少しでも食べてもらいたいと考え，上田さんが好きなバナナを手渡したところ，上田さんは一口食べたものの，顔をしかめて食事どころではなくなってしまった。

　食事のたびにそのような状況が続き，数日後の血液検査で脱水を示す所見を認め，点滴治療が開始となった。しかし，上田さんはぼんやりしたり，そわそわと落ち着かない様子を示したりし，点滴の針を何度も抜いてしまった。夜勤で受け持った病棟看護師が医師に状況を伝えると，医師からは，「認知症があるから，ご本人には説明してもわからないでしょう。でも，点滴をしないとよくならないのだから，身体拘束を開始してください」と指示があった。そこで，ミトン型拘束帯を使用したところ，上田さんはますます落ち着かなくなり，大声を出すようになってしまい，隣の部屋の患者から「うるさくて眠れないよ」と不満の声が上がった。上田さんの不穏で他の患者が困っていることを再度医師に報告したところ，気分を落ち着かせる薬の内服指示があった。

　翌日，認定看護師が上田さんを訪問すると，日中からうとうとし，おしゃべりができなくなり，食事やリハビリテーションもできず，失禁してしまっていた。認定看護師は，なぜこのような変化が生じたのか，上田さんに起きた出来事を明らかにする必要があると感じた。

● 本人・医療者の療養生活や治療に対する価値
本人
　皆とおしゃべりしたい。風船バレーやダンスなど，身体を動かして楽しく過ごしたい。

病棟看護師

　脱水改善のための点滴投与は必要なことであるが，上田さんはすぐに針を抜去してしまう。何度も針を刺し直すことは上田さんにとって害になるため，上田さんが針を抜かないようにミトン型拘束帯をつけることは仕方がない。上田さんが大声を出すことに対し，他の患者から不満の声が上がっているのが気がかりである。

医師

　脱水治療のために点滴投与をすることは，上田さんにとって益になる。しかし，認知症が悪化しており，本人は点滴の必要性を理解できないから，針を抜かないようにするために身体拘束が必要である。不穏が続くことは上田さんにとって害になるし，周囲の患者に迷惑をかけないためにも，薬物療法は必要だろう。

認知症看護認定看護師

　おしゃべりが好きで，看護師のケアに対しても感謝の言葉を口にしていた上田さんの状態が，数日で一変してしまった。その変化の理由を明らかにすることがまず大切である。

● 本事例の倫理的問い：落ち着きのなさや混乱は，認知症の進行が原因なのか

　上田さんは認知症と診断されてはいるが，家族や地域の支援のもとであれば1人暮らしを続ける力があり，記憶や見当識の低下はあるものの，おしゃべり好きの明るい人柄を発揮して入院生活になじみ，穏やかに過ごしていた。その上田さんが，点滴の針を何度も抜いたり，大声を出したりするほどに混乱するようになってしまった。

　病棟看護師や医師は，「認知症が進行したから」大声を出す，「認知症のために理解できないから」点滴を抜いてしまうと判断していた。落ち着きのなさや混乱は，はたして認知症の進行が原因なのだろうか。認定看護師は，ほかにも要因があるのではないかと考えた。

● 認知症看護認定看護師が行った具体的なアプローチ

（1）本人の落ち着きのなさや混乱の理由を探索

　認定看護師は，「認知症の上田さんに何か理由があるから」混乱しているのであり，なぜ何度も点滴の針を抜いたり大声を出したりするほど混乱するのか，本人の立場に立ってその理由や背景をていねいにひもといていく必要があると考えた。

　上田さんを観察してみると，日中からぼんやりしたり，そわそわと落ち着きがなかった。この様子を見て，意識障害や精神症状が急激に現れていることから，身体疾患を原因に，脳がうまく働かなくなって生じる意識障害の一種，せん妄を発症している可能性が考えられた。そこで，せん妄のスクリーニング検査である DST（delirium screening tool）を実施したところ陽性で，せん妄発症と判断された。

　次に，上田さんのせん妄の発症因子について，昼のカンファレンスで医師，病棟看護師と話し合い，表のように整理した。

　上田さんの場合，準備因子として高齢，認知症があり，もともとせん妄になりやすい素因を持っていた。

　また，せん妄を引き起こす直接因子には，脱水があった。

　誘発因子は，環境変化や疼痛などのストレスを引き起こす要因であり，上田さんの場合，骨折に伴う疼痛や点滴の不快感，排泄方法に伴う混乱や不快感，ミトン型拘束帯による苦痛，慣れない環境や医療者との関わりで生じる不安・混乱などが該当すると考えられた。

　以上のことから，上田さんの落ち着きのなさは，せん妄の症状であり，多くのストレスにうまく対処できなくて混乱していると考えられた。病棟スタッフ

表　上田さんのせん妄の発症因子

準備因子	直接因子	誘発因子
・高齢 ・認知症	・脱水	・圧迫骨折や安静に伴う疼痛 ・点滴の針の不快感 ・排泄の混乱や不快感 ・ミトン型拘束帯による苦痛 ・慣れない環境

は，上田さんのせん妄を改善するために，脱水の治療と誘発因子を軽減するケアの必要性を認識した。

（2）本人の体験していることから，せん妄がもたらす生活への影響を探索

　認定看護師は，この病棟で1か月働き，患者の安全管理を重視する傾向が強いと感じていた。そのような安全管理そのものがせん妄の誘発因子になる場合もある。

　上田さんのせん妄発症前の認知機能は，アルツハイマー型認知症の病期の分類，FAST（2-1節の事例1の註を参照）でステージ4程度，軽度と考えられたが，せん妄を発症したことで全般的に認知機能が低下し，生活やコミュニケーションに支障をきたし，苦痛やニーズを医療者に伝えられなくなってしまった。そして医療者はそのことに気づかず，対応が遅れている可能性があり，上田さんの視点で苦痛をとらえることができれば，身体拘束や薬物療法だけに頼らないケアを提供できるのではないかと考えた。

　病棟看護師と話をしながら，自分の思いを伝えられなくなってしまった上田さんについて，「もし自分が，知らない場所で知らない人に囲まれた状況で，しかも，身体につらい症状があったらどう感じるだろうか，まわりの人に何をしてもらいたいだろうか」と投げかけ，スタッフ皆で上田さんの苦痛やニーズをキャッチするよう関わってみることになった。さらに，せん妄を発症した上田さんがどのような体験をしているか，スタッフと想像してみたところ，以下のようなさまざまな意見があがった（図）。

- ・理由のわからない痛みがあれば混乱や恐怖を感じ，痛みが続けばパニックになるかもしれない。
- ・点滴の目的が理解できなければ，痛みや不快を感じたり，じゃまに思ったりして，針を抜いてしまうかもしれない。
- ・手に布をかぶせられて自由を奪われたら腹が立つし，悲しいし，困る。
- ・鎮静によって判断能力はますます低下して，おしゃべりや運動ができなくなってしまう。
- ・トイレに行きたいと思っても動けないし，誰にどうやって助けを求めればよいかわからないうちに間に合わなくなって失禁したらとても悲しい。

【環境に関連する苦痛】
・ミトンのせいで自由に手を動かせない
・誰に助けを求めればよいのかわからない
・トイレの場所がわからない

【治療に関連する苦痛】
・点滴がじゃま，不快
・自由に動けない

【疾患に関連する苦痛】
・腰が痛い
・喉が渇く
・ぼんやりする

・大声で叫ぶ
・点滴を抜去する

【認知機能障害に関連する苦痛】
・痛みの理由がわからない
・今，自分がどこにいて，誰から何をされるかわからない

図　病棟看護師が考える上田さんの苦痛

　　・脱水で喉が渇くし，口も乾燥して気持ち悪いのに，拘束されていると，水を飲んだりうがいをしたりすることができなくて困る。

　以上のような病棟スタッフでの話し合いを通して，せん妄を発症した上田さんが，苦痛や不快な症状に対処できずに困っており，それらがせん妄の誘発因子となって上田さんの症状を悪化させることに気づくことができた。

(3) 本人が抱える苦痛を緩和し，ニーズを充足

　医師は，直接因子である脱水の治療に数日間の点滴が必要と考えていた。その間の点滴治療を安全かつ確実に実施し，図に示したような上田さんの苦痛やストレスが減って安心して過ごせることを目標に，以下のケアプランを立案し，実践した。

① 疾患や治療による苦痛・不快な症状を緩和

　痛みが原因で食事に集中できなくなるため，食事前の鎮痛薬を追加し，内服ができないときには点滴の鎮痛薬を積極的に投与した。

　点滴の針の痛みやテープの不快感，搔痒感は抜去の原因になりやすいため，肌に優しいテープを使い，プラスチック部が皮膚に接触する部分に保護剤を貼り，柔らかいカバーで点滴部分を保護した。また，注意障害で視界に入るものが気になって引っ張ることのないよう，点滴台を視界に入りにくい足元側に設置した。

喉や口の渇きに対しては，意識が明瞭なタイミングで口を湿らせたり，水を少しずつ飲んだりできるようにした。受け持ち以外の看護師やリハビリスタッフ，看護補助者にも，リハビリテーション後やシーツ交換などで訪室したタイミングで水分摂取をすすめてもらった。また，誰が介助してもむせることなく安全に飲めるように，介助の際に注意するポイントを室内に掲示した。

② 認知機能の低下に配慮して，環境やコミュニケーションを工夫

せん妄によって注意力が低下した上田さんは，理解に時間がかかるため，説明と行為が同時に行われると，突然身体に触れられたり処置をされたりしたように感じて，不安や恐怖を生じやすい。そこで，上田さん自身が「今から自分が何をすればよいか」を理解し，心の準備をしてからケアや処置を受けられるよう，関わり方を工夫した。たとえば，ベッドを起こす場面では，まず視線を合わせてから「上田さん」と名前を呼んで注意を引きつけ，「食事の時間です」「身体を起こします」とシンプルに伝え，伝わったことを一つ一つ確認しながら，ゆっくりベッドを起こすようにした。

また，排泄ケアでは，尿意が切迫して混乱する前に，排泄パターンを把握して，尿意が現れそうなころや食事の前後などに「お手洗いどうですか」と声をかけ，羞恥心に配慮して大きすぎない声で介助を行った。

気分を落ち着かせる薬は，過度の薬物鎮静を防ぐために，「落ち着かなさの背景にありそうな苦痛を取り除いても安楽に過ごせないとき」に薬を投与することを，医師，病棟看護師と合意形成した。

数日で上田さんの意識は改善し，大声を出す場面はほとんど見られなくなった。少しずつ食事や水分の摂取量が増え，リハビリテーションに取り組んだり，以前のように笑顔でおしゃべりしたりできるようになった。

● 本事例の振り返り

認知症とせん妄は，一見すると似た症状を呈するが，せん妄は身体疾患などに起因する意識障害であり，緊急の対応が求められる病態である。認知症高齢者はせん妄を発症するハイリスク対象であるのに，上田さんは最初，せん妄ではなく「認知症の進行による混乱」と判断され，身体拘束や薬物鎮静により上田さんらしさが失われてしまっていた。過剰な薬物鎮静や安全管理優先の身体

拘束は，誤嚥や窒息，転倒などの本人への不利益を生じさせ，原因精査や治療が行われなければ生命に関わる可能性すらある。

　認知症高齢者のせん妄を見逃さないためには，特に心身の状態変化や環境変化が大きい急性期病院においては，せん妄の可能性を常に念頭に置き，早期発見と適切な対応につなぐ必要がある。また，安易に「認知症の悪化」ととらえないためにも，入院前の情報を得て，せん妄のない状態の患者像を知ることが重要になる。せん妄へ適切に対応することは，認知症高齢者の尊厳や人権を守ることにもなると考える。

　また，せん妄を発症すると，たくさんの苦痛や不快を抱えているにもかかわらず，まわりの人に言葉で伝えることが難しくなって，怒ったり叫んだりしてしまうことがある。上田さんも，叫ぶことでしか苦痛やニーズを表出できなくなってしまった。しかし，認定看護師の気づきから，病棟のチームで上田さんの体験に心を寄せて苦痛や困りごとに対応していったことが，せん妄の早期改善につながり，上田さんは安心して過ごすことができるようになった。

　意思表出が困難な認知症高齢者の苦痛を緩和するには，疾患や治療に対する専門的な理解に基づくていねいな観察と，どんな体験をしているだろうかと本人の視点に立って想像する力が求められる。

（齋藤尚子）

参考文献
・酒井郁子，渡邉博幸編（2014）："どうすればよいか？　に答える"せん妄のスタンダードケア Q&A100，南江堂．
・鶴若麻理，長瀬雅子編（2022）：看護師の倫理調整力―専門看護師の実践に学ぶ，第2版，日本看護協会出版会．
・日本看護協会編（2016）：認知症ケアガイドブック，照林社．
・鈴木みずえ，高井ゆかり編（2018）：認知症の人の「痛み」をケアする―「痛み」が引き起こす BPSD・せん妄の予防，日本看護協会出版会．

12 リハビリにもなるし，歌が好きだからいいんじゃない？

集団レク（研究）をリハビリと混同している認知症高齢者に，研究を継続してよいのか

● **事例紹介**

　横田ハナさん，79歳，女性，アルツハイマー型認知症。病期の分類，FAST（2-1節の事例1の註を参照）はステージ4（軽度）である。

　横田さんは，4年前に3歳年上の夫が亡くなって以来，1人暮らしをしていた。1人息子（以下，長男）は結婚して隣の市に住んでおり，夫婦で時々様子を見に来ていた。

　2年前，料理や家計簿の管理ができなくなったことに気づいた家族に連れられて受診し，アルツハイマー型認知症と診断された。1年前には自宅で転倒して大腿骨を骨折し，入院して手術治療した後，回復期リハビリテーション病院に転院した。「家に帰りたい」と熱心にリハビリテーションに取り組み，平行棒内での歩行ができるまでに回復したが，自宅に帰る前にもう少しリハビリをしたいとのことで，介護老人保健施設（以下，老健）に入った。

　この老健では，普段は週1回，水曜日に，フロアごとに4〜5人の小集団でのレクリエーションを実施しており，生け花，貼り絵，書道など，各回で希望（家族からのものも含む）を募って行っている。

　あるとき，実習を受け入れている大学の教員から，「音楽と運動を組み合わせた集団レクリエーションプログラム（以下，集団レク）の効果を検証（研究）するため，老健に入っている方を対象として実施したい」という依頼があった。研究チームのメンバーの一人が，この老健に勤務する作業療法士であり，介入は，1回45分のセッションを週2回，4週間，実施する予定である。前後比較のため，対照期間として前半4週間，この老健で通常実施している小集団のレクリエーションを行い，介入期間として後半4週間，検証する集団レク（研究）を実施するという（図）。

　この老健では，10人が対象者候補として選定され，横田さんもその一人と

なった。研究協力依頼の説明は，対象者候補となる 10 人に対し，部屋で 1 人ずつ行われた。横田さんには，研究チームメンバーである作業療法士が，研究参加への意向を確認し，その際には長男の妻が同席した。横田さんは，長男の妻の方を時折見たりうなずいたりしながら聞いており，「歌は好きなのよ」という言葉も聞かれた。長男の妻は，「楽しそうですね！　お母さん，身体を動かすのはお好きではないけど，ちょうどいいリハビリにもなるし，歌が好きだからいいんじゃない？」と，とても乗り気の様子であった。20 分ほどの説明の後，横田さんと長男の妻との 2 人で相談した結果，参加することに同意し，同意書に署名した。署名は，本人と代諾者の 2 人分が必要だったため，最初に代諾者の欄に長男の妻が，次に本人が署名した。

　集団レク（研究）は，横田さんが老健に入って 1 か月経ったころから開始した。当日は，ホールで座って過ごす横田さんに「歌と運動をしに行きましょう」と声をかけると，しばらくの沈黙の後，「はい，行きましょうか」と返事があり，活動に加わる，という流れで，横田さんはこれまでに 3 回参加している。集団レク（研究）でもリハビリでも，取り組んでいる最中の横田さんからは，「頑張らなきゃね」という言葉が聞かれていた。

　しかし，参加し始めて 10 日ほど経ったころから，横田さんは，夕方になると困惑した表情で椅子から立ち上がり，周囲を見渡す姿が見られるようになった。また，夜間はトイレまで車椅子で移動を介助するが，その回数が増えているようでもあった。夜勤者から日勤者への申し送りでは，横田さんがトイレ移動時にふらつく様子が報告されることもあった。同時に，日中，ホールで椅子に座ったままうとうとしている姿がよく見受けられるようになった。

　横田さんの受け持ち介護士は，「横田さんは自宅に戻る予定であり，生活リ

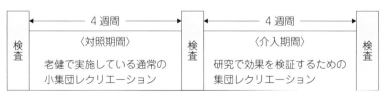

※検査：介入の効果（認知機能，QOL）を測るために実施するもの
図　集団レク（研究）の介入スケジュール

ズムが崩れないようにする必要があるのに，このふらつきによって転倒の危険性も高くなっている」と心配していた。横田さんが集団レク（研究）に参加していることはスタッフ全員に周知されており，新しく始まった研究への参加と横田さんのこの状態が関連するのかどうか気になっていた。そこで，今後の横田さんへの対応について，同僚の老人看護専門看護師（以下，専門看護師）に相談した。

● 本人・家族・受け持ち介護士の集団レク（研究）に対する価値

本人

「歌うことは好き」と話していた。長男の妻によると，身体を動かすことは，「好きではない」ものの，リハビリの一つと考えているようで，リハビリや集団レク（研究）の最中も「頑張らなきゃね」という言葉が聞かれていた。もともと，「家に帰りたい」と，毎日のリハビリにも熱心に取り組んでいた。

長男の妻

義母は自宅に帰ることを望んでおり，この老健でもリハビリを継続できてよかった。集団レク（研究）には，義母の好きな歌うプログラムがあり，研究に参加することもリハビリになるため，声がかかったのはちょうどよかった。

受け持ち介護士

横田さんは自宅に戻る方針になっているため，できるだけ日常生活動作（ADL）を低下させず，生活リズムを整えて自宅に帰ることができるとよい。

● 本事例の倫理的問い：集団レク（研究）とリハビリを混同している横田さんに対して，研究を継続してよいのか

横田さんの1週間のスケジュールは，平日は毎日20分のリハビリ，水曜日は老健で行っている集団レクリエーション，そして，老健に入って1か月後からは，リハビリに加え，月曜日と木曜日に集団レク（研究）に参加している。

集団レク（研究）について本人は，「リハビリは頑張らないとね。家に帰りたいし」と話しており，老健での毎日のリハビリと区別がついていないよう

で，本人は自宅に帰るためのリハビリだと思って熱心に取り組んでいると考えられた。集団レク（研究）でも老健でのリハビリでも「リハビリ」「運動」という言葉が使われているため，両者を混同している可能性があった。毎回の集団レク（研究）に対しては，声がかかると拒否することなく参加するものの，楽しむと言うより「家に帰りたい」という一心で取り組んでいるのかもしれない。

　しかし，家族によると，もともと身体を動かすことは好きではないとのことで，身体的な疲れに加え，嫌なことが増えて，日常生活での精神的な疲れが生じている可能性もある。また，この疲労が不安な気持ちを引き起こし，夜間の頻回なトイレ通いにつながっている場合もある。

　受け持ち介護士は，横田さんが集団レク（研究）をリハビリと誤解した状態で生活への影響も生じ始めている中，「嫌がってはいない」からと言って，このまま参加を継続してもよいものかと，もやもやした思いを抱えていた。

● 老人看護専門看護師が行ったアプローチ
（1）横田さんの身体面の不調や影響を探索

　受け持ち介護士から相談を受けた専門看護師が，横田さんの夜間のトイレ移動時のふらつきについて，受け持ち介護士にそのときの状態を確認したところ，毎日ではないが，腕や足に力がうまく入らない日があるとのことだった。また，頻尿やふらつきから，脳血管疾患や正常圧水頭症も念頭に置いて，バイタルサインの測定やフィジカルアセスメントを実施したが，老健に入った当時と比較して変化は見られないことを確認した。

　夜間の頻回なトイレ通いについては，水分摂取の時間や量など，排泄に問題が生じているかどうかを検討した。しかし，排泄に関する異常は見当たらず，高齢者によく見られる心不全の徴候も疑ったが，今のところ体重の増加や下肢の浮腫も認められなかった。

（2）集団レク（研究）やリハビリについての本人の思いを確認

　専門看護師と受け持ち介護士とが話し合う中で，集団レク（研究）やリハビリについて横田さんがどう思っているのか，改めて話を聞く必要があるという

ことになった。

　長男の妻が面会に来たら，横田さんが老健で毎日行っているリハビリと集団レク（研究）とを混同しているようであることを伝えた上で，集団レク（研究）は歌を歌いながら身体を動かすものであり，10人ほどの集団で行っていることを，写真を見せながら，長男の妻と横田さんに改めて説明しようということになった。

　長男の妻の面会時，その日に勤務していたスタッフが説明した結果，横田さんは，「歌うのは楽しいんだけどね……」と言ったまま黙ってしまい，「やりたくないですか」「嫌ならやめてもかまわないのですよ」と話しても，返事ははっきりしなかった。

　受け持ち介護士は，その面会の後日行われた集団レク（研究）が終わってすぐに横田さんに声をかけ，話を聞いてみた。しかし，横田さんは疲れた表情で黙ったまま，戸惑ったような表情を浮かべるだけであった。また，椅子から車椅子に移るとき，いつもより動きが遅く，ため息をつく様子も見られた。この様子から，受け持ち介護士は，横田さんは集団レク（研究）に参加して歌うことは楽しんでいたものの，午前中のリハビリと午後の集団レク（研究）が重なり，疲れが出ているのではないかと考えた。

（3）集団レク（研究）当日や開始前に本人の心身の状況を確認し，参加への意向を尊重

　スタッフでのミーティングでは，集団レク（研究）のある日は，リハビリを休むことにして，横田さんの好きな歌う活動が含まれる集団レク（研究）を残すようにしてはどうかということが話し合われた。

　ミーティングの中で受け持ち介護士は，集団レク（研究）の後の横田さんの様子から，疲れが出ている可能性があるという情報提供をした。しかし，疲労しないようにと集団レク（研究）を止めることは，「歌を歌う」という横田さんの好きな活動を止めることになる。身体を動かすことが苦手な横田さんの「リハビリを頑張ろう」と思う気持ちを大切にするためにも，楽しいと感じることのできる歌う活動ができる集団レク（研究）を継続する方針となった。

　ただし，集団レク（研究）により生活リズムが乱れることは，自宅に帰る方

針に影響が出る可能性もある。そのため，専門看護師は，研究チームのメンバーである作業療法士と相談し，横田さんが集団レク（研究）に参加できる状態かどうか，当日の開始前に毎回確認するチェックシートを作成し，夜間の睡眠状況，午前中の傾眠の有無，その他の体調（便秘，緩下薬の使用の有無，前夜から昼までの食事摂取量など）を確認することにした。そして，参加できる状態であれば，横田さん自身に意向を聞いた上で参加してもらうこととした。介入を実施する研究者にも，その日の横田さんの状態を報告しておくようにした。

　その後，横田さんが睡眠状況や体調面から参加しない方がよいと判断された場合は，本人にもそのことを説明して参加しないようにした。また，横田さんの状態から参加しない方がよいと判断されても，本人から参加したいという希望が聞かれた場合には，集団レク（研究）の場に同席し，歌を歌うなどの音楽の活動のみを行ってもらうこととした。最終的に，参加した回数としても実施したプログラム内容としても，研究の分析対象となる基準に達しなかったため，研究対象者からは除外となった（そのため，介入期間終了後の検査は行っていない）。なお，横田さんへの対応経験が，研究期間終了後も日々のアクティビティの中で歌を取り入れることの検討につながった。

● 本事例の振り返り

　人間を対象とする医学研究の倫理的原則を示した文書である，世界医師会の「ヘルシンキ宣言」では，対象者自身が十分に理解できない場合には，本人の利益を代弁できる者の代諾が必要となることが謳（うた）われている[1]。

　本事例では，認知症である横田さんの代諾者として，長男の妻が，説明を一緒に聞いた上で同意書に署名している。代諾者は，研究に参加するかどうかを判断する最初の時点だけでなく，研究期間中も，対象者の代わりに，対象者への不利益が生じていないかどうかを確認し，研究への参加を継続するかどうか判断する役割がある[2]。代諾者には，認知症当事者の研究参加に対する思いや，研究参加により認知症当事者に起きていることを把握してもらうことが重要になる。

　横田さんは，家に帰りたい一心で，集団レク（研究）もリハビリだと思って

熱心に取り組んだことによる身体的・精神的疲労も一因となり，生活リズムが乱れ始めていたと考えられ，これは研究参加による不利益の一つである。長男の妻は，横田さんの状態や意向を常に把握することは難しかったが，時々来ていた面会は，いつもと違うことはないかを知る機会にはなる。

認知症当事者の「いつもと違う」をキャッチすることは，体調管理の面で重要であることは言うまでもないが，キャッチしたらそれを関係者で共有し，なぜ生じているのか，要因を探索することが重要である。そして，「関係者」には，施設のスタッフだけでなく家族も含まれる。

認知症当事者が研究に参加しているのであれば，研究チームのメンバーだけでなくすべてのスタッフが，少なくとも，介入の内容，介入期間，起こりうるリスクについて知り，十分にその研究計画について理解している必要がある。これらについては，期間中はいつでも見ることができるように，説明書をフロアのステーション内に掲示するといった方法が考えられる。その上で，面会に来る家族にも，いつもと違う様子はないか，何かあればいつでも誰にでもよいので声をかけてほしいということを伝えておくことで，認知症当事者の「いつもと違う」をキャッチすることにつなぐことができる。

また，治療の選択と同様に，研究参加においても，最も重要なのは本人の意向であり，インフォームド・コンセントに際しては，本人が理解した上で自発的に同意することが重要である。

横田さんは，長男の妻と一緒に研究への参加依頼の説明を受けた。このとき，家族はとても乗り気であり，横田さんに対して「リハビリにもなる」と参加を促すような言動もあった。家族のそのような姿があると，本人もよいことだと考えて同意するのは自然ななりゆきと言える。さらに，横田さんに対しては，本人が理解しやすいように，研究依頼の説明でも，毎回のセッションへの声かけでも，「リハビリ」や「運動」という言葉が使われており，そのことが横田さんの誤解を招いた可能性もある。しかし，研究協力依頼の説明をして同意を得た最初の段階では，誤解があったことまでは認識できていなかった。

だからこそ，本人への毎回の意向確認は重要であり，また，いつでも研究参加を取りやめることができることを保障することが求められる。

研究参加に関して，そのつど，本人に参加の意向を確認することは当然のこ

とであるが，認知症当事者の場合，不快な感じを持っていたとしても，それが何に対してなのか認識することが難しくて言葉にできなかったり，嫌だと思っても理由をうまく言うことができず言葉を探しているうちに「拒否してはいない」と解釈されてしまったりすることもある。本事例からも，撤回の意向を本人からの申し出により把握するのはかなり難しいことがわかるだろう。そして，そのことを十分念頭に置き，本人が意向を表出しやすいような環境や状況を配慮・工夫するだけでなく，本人が発するさまざまな（身体的・精神的）サインをキャッチする重要性を学ぶことができる。

　このように，研究対象者となった認知症当事者の状況を，関わる者の目で多角的に把握すること，それができるような仕組みが必要である。そして，それが適宜研究者に報告されるようなシステムになっていることが重要である。研究チームは，介入により起こりうるリスクを想定しており，そのリスクが発生したら対象者から除外する基準を設定しているはずである。適宜の的確な報告をすることにより，研究チームは研究参加の取りやめについて検討することができるし，認知症当事者が研究参加による不利益を受けるのを防ぐことができるのである。

　前述した「ヘルシンキ宣言」には，代諾が必要な者を研究対象とするのは，他の対象者ではその研究が成り立たない場合に限ることも謳われている[1]。

　研究参加による負担やリスクはゼロにはならない。認知症当事者を対象者としなくても遂行可能なのであれば，認知症当事者を研究対象とすることは避けなければならない。

　最後に，研究依頼の説明について，研究倫理の観点で触れておきたいことがある。研究依頼の説明は，断りにくさを避けるために（強制力を排除するために），研究対象候補者の医療やケアに携わっていない者が実施するべきとされている[3]。本事例では，研究チームのメンバーであり，老健のスタッフでもある作業療法士が研究依頼の説明をしており，この原則からは外れている。しかし，認知症当事者の場合，見知らぬ人から説明されることで緊張したり不安になったりする可能性がある。緊張や不安は，認知症当事者の理解力や判断力を低下させることがあるため，見知った人が説明することが必ずしも悪とはならない。できるだけ緊張や不安を抱かせないような環境設定も配慮する必要があ

り，緊張や不安を軽減して研究に関する説明の理解を促し，本人の意向を引き出すには，本人が普段から接している見知った人から説明を受ける方がよい場合もある。

　大事なのは，何も考えずに原則に従うことでもないし，知っている人から説明した方が緊張しないだろうと安易に考えることでもない。誰が説明することが倫理的に配慮されることになるのか，すなわち，理解を促したり緊張や不安を抱かせたりしないためには，「その人にとっては」誰が説明するとよいのかまで検討することであろう。

（佐伯恭子）

引用文献
1）世界医師会（日本医師会訳）：ヘルシンキ宣言—人間を対象とする医学研究の倫理的原則—．〈https://www.med.or.jp/doctor/international/wma/helsinki.html〉
2）丸祐一（2013）：【臨床研究と倫理】臨床研究におけるインフォームドコンセントと"治療との誤解"．医学のあゆみ，246（8）：535-538.
3）日本臨床倫理学会監修，日本臨床倫理学会「認知症の人が参加する研究の倫理」に関するワーキンググループ編著（2019）：「認知症の人が参加する研究の倫理」に関する提言—意思決定能力が低下した人を支援するために—，へるす出版，p. 31.

Voice

頑張っていればなんとかなるだろうって，
毎日一所懸命，頑張っている

　元気は元気。こうやって寝ながらでも，スマホのゲーム，麻雀とか将棋とかやって。昔，父親が将棋をやっていたので，自然に覚えてしまった。スマホのゲームは，相手を決めて，お医者さんとか看護師さんとか選んでね，今，4人でやってて，私2位だから，強いんですよ。あなたやらないの？やってごらんなさい，面白いから。

　1日おきに○○園（デイサービス）に行っているの。だから忙しい。○○園でも将棋の先生が来て将棋やったり。お友達とおしゃべりするのが楽しみ。昔の話とか，孫の話とか。動けないけど，口だけはしゃべれるの。「あそこ行ったことある？」「あー，あるあるある！」「そうだよねー！　きれいなところだよね」って，皆，想像して興奮しちゃう。しゃべるのは3〜4人くらいの1つのテーブルだけ。あとのテーブルは何もしゃべんない。女の人が多いね。男の人で1人，（野球の）監督やっていた社交性のある元気な人がいる。そこに来てもじっと黙って座っている人もいる。ご飯食べさせてもらって，ただじっとしている人もいるね。

　大きなお風呂があって，足伸ばして，身体をこうやってこすってくれるの。前の方は石鹸つけてくれて，自分でやってくださいって，ね。助かりますよ。じっとしていることないね，1年中。忙しい。

　お手洗いは杖をついて行く。お手洗いに行くときは1人で行っちゃいけませんって言われてて，手をあげて「トイレ行きたいです」って言うと付き添ってくれる。便器でどっち向いて座ればいいかわからない人もいるのよ。わからなくなってしまって，看護する人，大変ね。ああいうふうになったら大変だなと思うから，いつなるかこればっかりはわからないから，頑張っていればなんとかなるだろうって，毎日一所懸命，頑張っている。「1日勝負，自分とのたたかい」なんだよ。

朝起きたら，（両手を合わせて）「おはようございます。じいちゃん，ばあちゃん，父ちゃん，今日もよろしくお願いします」「ただいま，じいちゃん，ばあちゃん，父ちゃん」って，やっぱり声出さないとダメだって。毎日精一杯，○○園，行って動いてる。そこで楽しんで，家に帰ってきて，おいしいお食事食べて。学校に行くのと同じよ！

○○園に行かない日は，お歌を聞くよ。鶴田浩二の歌が好きなのよ。「好きだった」とか。あと，軍歌とか。岡晴夫とか。

こうやって，外に出られないから，色紙折ったり塗り絵したり，詩を書いたり。いろいろやらないと。じっとしているのもったいない。寝てても頭で歌っているし，何もしていないことはない。頭の中，常に動いてる。こうやって指，動かすの。柔らかいでしょう。くっついちゃうのよ。

あと何年生きるか，どれだけできるか。挑戦したい。（でも）今，1人で外に行けないから，娘に連れていってもらわないといけない。これからも皆とおしゃべりしていたいなあって思うの。100まで生きる。

あなた，80歳まで生きてごらんなさい。80になったらね，身体がね，自分の思うように動かないの。どっこいしょってなるのよ。相応に年とるんだなって。75歳過ぎると，少し自分でもわかってくる。その人によって違うけど。Dさん（語り手）があんなこと言ってたなと，あなたも思うようになるよ。思うようにいかないんだから。

私はね，大分の生まれで，（大分には）方言があるでしょう，（でも）母親はね，小さいときから「おうちで話すときは標準語で話しなさい」って。「大きくなって，どこに出るかわからないけど，方言じゃ皆，わからないから，標準語を話しなさい」って厳しく教えてくれた。母親は本当にきちんとしている人だったの。父親は自然が好きで，お魚釣り，船を持っていて，よく連れていってくれた。

母親の力って強いなあって。自分の子どもはこういうふうにしようって。私もその背中を見ていたから，私も受け継いでいった。それを私の娘も受け

継いでくれている。娘はね，「お母さん，まだ食べてないの」って言うから，「食べたくないから」って言うと，娘は「食べないと死んじゃうよ」って。そうか，死んだらいけないって！

　娘にも「お願いします」って，順繰り順繰りなんだから。感謝が第一，ありがとう，よね。遺言書くとしたら，「皆様，ありがとうございました」，それでもう遺言だね。皆，ありがたかったから。私のポリシーだから，一所懸命しゃべる。話の泉，次から次へと湧いてくる。「人間は考える葦」って言うでしょう。次から次へと考える。言葉って大事だよね。

（鶴若麻理／語り：Ｄ氏　※次項の語り手の母親）

もし私が入院でもしたら，どうするのだろう？

　母と同居し始めたのはずいぶん前です。父が脳梗塞で倒れ，母1人で父を看ており，私も週末ごとに実家に行っていたのですが，それも大変で，いっそのこと一緒に住んだ方が楽だということになったんです。母が70代のころからですね。

　母は，昭和9（1934）年生まれで，数え88歳になります。同居当初は元気で，父の介護はもちろんのこと，家のこともすべてやってくれて，私はとてもありがたかったです。その当時は，この同居生活の先のことなんて，何にも考えていませんでした。昼間は母とヘルパーさん，夜は私が母と交代して父の面倒を見ていました。

　父は大きな脳梗塞を再び起こして，寝たきりで胃ろうをつけていました。こちらが言うことはわかるのですが，自分では何もしゃべれませんでした。父の介護は，10年くらい続きました。あるとき母が，「これ，いつまで続くのかしら」って言ったことは，今でも覚えています。そういう気持ちだったんだと思います。

　父が亡くなる2年ほど前から，「眠れない」って母が言い出したんです。今思えば認知症の始まりだったのですね。母はああ見えて神経質なので，いろいろ悩み，夜眠れなくなっていたんでしょう。気がつくと，母がいろいろと覚えていないということもあったりしました。

　父が亡くなる少し前から母の文句が激しくなったんです，まさに罵詈雑言。ああ見えて過激なんです。私の夫に対しての文句で，夫のことが気に入らないんです。夫もマイペースなので，家の中ですれ違っても何も声をかけないこともあったりして。「何であんな男と結婚したんだ」とか，「あいつはひどい男だ」と。しまいには，暴れて手を出してくるんです。そのときは，家の中の包丁をすべて隠しました。私にも夫にも当たり散らして，それが何

か月か続きました。私が働いている間，夫に父のオムツ替えやゴミ出しなどもさせていることもわかりました。今思えば，自分でできなくなっていたのだろうと思います。弟にも状況を見てもらって，これは病院に行った方がよいということになりました。

　問題は，母が自分で認知症と認めていないので，どうやって病院に連れていくかです。「眠れない」って言っていたから，「眠れるお薬をもらいに行きましょう」と言って連れていき，メマリー（認知症の進行を抑える薬）を飲むようになり，今でも「眠れる薬」だと思って飲んでいます。また，薬を飲み始めてからは，落ち着いて暴れなくなりました。

　母は，父がいるころから週1回，デイサービスには通っていました。今は週4回です。デイサービスに行って，元気になって帰ってくるんです。「あー，しゃべり疲れた」って言いますよ。

　今は，直近の記憶がとどまらない程度で，会話にそれほど困ることはないですね。日にちがわからなくなってしまうので，日めくりカレンダーを置いていました。今はAmazonのモニター付きAIスピーカーをベッドの前に置いています。たとえば，母が「今日は何曜日？」と聞くと，音声で答えてくれます。「鶴田浩二の歌」と言うと，その音楽も流れます。このスピーカーは，私のスマホとつないでいますので，テレビ電話にもなります。遠くからでも顔を見ながら話すことができます。「お母さん」って呼びかけると，「はい」って言うので，安心です。

　訪問看護師さんが来たら，母が自分で玄関のドアを開けていたんですが，あるとき，「お母さんが出てこない」と電話があって。スピーカーを買ったのは，それがきっかけでした。

　それから，以前は「今から帰るね」とショートメールを送っていたのですが，最近はメールの送り方を忘れてしまったみたいで，返信ができないんです。

　デイサービスに行かないときは，お昼に区のサービスでお弁当を持ってきてもらいます。ドアの開閉はQrio Lockを使い，スマホと連動して，弁当配達の時間に私が遠隔で鍵を開けるようにしています。

今，一番怖いのは，母がうろうろして転んでしまうことです。以前も家で転倒し，腕を折ったことがありました。

　実は去年（2022年）の12月に，母と私が（新型）コロナ（ウイルス感染症）になったんです。幸い，夫は入院中でした。母が先にかかり，次に1日，2日ずれて私がかかり，2人で寝込みました。熱はそれほどではなかったんですが，倦怠感がひどくて。そのときに本当に母の看病がつらかったんです。私も誰かに看てほしいと思いました。

　そのときに考えたのが，もし私が入院でもしたら……この母と私たち夫婦の3人の生活が崩れてしまい，母を看られる体制がとれなくなったら，どうするのだろうということでした。私は今，フルタイムで仕事をしていますが，来年には65歳になります。還暦を過ぎたら何が起きるかわからない。病気に限らず，転んで動けなくなるかもしれないし。

　実は，夫には少し前からパーキンソン病のような症状があり，今は要介護3で，母よりも歩けないくらいなんです。2人とも外出には車椅子です。最近では，夫のお風呂の介助もしているんです。もし私に何かあれば，弟に全部その負担が行ってしまいますが，夫のことまで看てもらうことはできないと思ったんです。弟にもこのことは話しました。母は弟に看てもらう，弟に何かあっても困らないようにしてほしいって話し合いました。

　うちは子どもがいないので，2人で老後のことを考えなければなりません。どちらかが先に逝っても困らないようにしないと，と思ったんです。弟に夫の面倒を見させることはできない。だから母に合ったホームを○○さん（訪問看護師）に相談しています。不測の事態が起きてからでは遅いんです。でもこのことはまだ，母には言っていません。いろいろ忘れてしまうと言っても，強烈なことは残って覚えているんですよ。そのことばかり考えて元気がなくなっても困るし。ある程度整えてから話そうかなと思っています。楽しいと思っているデイサービスの続きのような感じの住まいがあればいいなあと思っています。

　すごく母を切り離すようで，自分としてもつらい気持ちはあります。余裕がもしあればと思うんですけど，自分のメンタルと経済面の両方は抱えきれ

ないって思いました。母と夫がもう少し関係がよければ気が楽なんですけど。同じところにいさせないようにしようと気を使って，すごく疲れるんです。私にとって実母なので，夫に対する感情とはまた違うんですよね。母は母で，私に気を使ってくれているってわかっているんです。わがままを言わないようにしているし，私に負担がないようにしてくれているのはわかるのですが，「もう少しこうしてほしい」というのがお互いに違っていて。

　テレビで虐待のことを見ていると，すごくよくわかると思うことがあります。ここで1回叩いたら気が楽になるだろうって思ったこともありますよ。おそらくそれをしたら後悔しますけど。「なんだ，こいつ」って思うときもあるんですよ。

　あと，「誰のためにやる」ってことは一切考えないようにしています。「こんなにしてあげたのに」って思っているのに，相手が全然わかってくれていないと，その負の感情が結局自分に返ってきますよね。これは介護だけではなく，仕事でも同じで，「してあげた」とは思わない，自分がやりたいからやる，そういう結論で動いています。母のために介護しているわけじゃない。夫に対しても自分がやりたいからやる。そういうふうに思わないと具合が悪くなりますよ。

　自分自身の時間ももうどれくらい残っているかもわからないので，私も健康なうちにやりたいことやりたいし。ほんと，コロナにかかっていなかったら，こんなことは考えていなかったです。本当に気づきになりました。

　母を介護することで，私が犠牲になったと思いたくない。かと言って，私がやりたいことをすることで，母を犠牲にするとも思いたくない。母にとって納得できる場所を探したいです。

　もちろん，夫のこともそうです。あと何年私が生きるかわかりませんが，夫と過ごせる時間もあとどのくらいあるか，10歳年上ですからわからないんです。一緒に楽しんだり，動ける時間も大切にしたいんです。

（鶴若麻理／語り：前項語り手のD氏の娘・介護者）

2-4   本人にとっての大切なことや生活習慣が軽視されていないか

13   もうこれ以上，身体を痛めたりすることはしたくないし，入院も勘弁してほしい。透析なんて嫌だ

認知症高齢者は，病気の悪化に伴い，
1 人暮らしを継続できなくなるのか

● 事例紹介

山田義雄さん，86 歳，男性，アルツハイマー型認知症。

山田さんは，1 人息子（以下，長男）が幼いときに離婚しており，以後，1人で生活している。長男は，電車で 1 時間半ほど離れたところに住んでおり，自身も健康不安を抱えている。

高血圧，膀胱がんで膀胱ろうを造設しており，1 年前に眼底出血で入院。その際，腎臓内科の医師から「認知症ではないか」と言われ，長男が地域包括支援センターに相談し，介護保険を申請した。

1 か月後に退院したが，服薬管理や定期受診のスケジュール管理が難しく，毎日のように病院に行く様子が見られた。介護支援専門員（以下，ケアマネジャー）から，「膀胱ろうを造設しているが，自分でケアができているのかわからない。入浴に関しても，本人は『入っている』と言っているが，会うたびに同じ服を着ており，風呂に入っている様子がない」と相談があり，訪問看護が開始となった。訪問看護指示書には，「『改訂長谷川式認知症評価スケール』（HDS-R）のスコアは 13 点，理解力の低下があり，健忘症状を認める」との記載があったが，認知症の進行を抑える薬は服用していなかった。

山田さんには，大事な物を紛失する，約束した日を忘れる，薬を飲み忘れるなどの短期記憶障害や，日付がわからないなどの見当識障害，電話がかけられないなどの失行があるほか，勘違いが増え，理解力の低下も見られた。

日常生活動作（ADL）は自立しており，足腰も丈夫であるため，食事は近所のスーパーマーケットまで歩いて買い物に行き，出来合いのものを購入して食べていた。また，長年の経験で，パウチ交換など，膀胱ろうの管理は自分で

できている様子だった。

　医師は，山田さんが退院して2か月経過したころから腎機能を示す推算糸球体濾過量（eGFR）の値が悪化してきたため，「これ以上悪くなったら透析ですよ」と説明し，しっかり薬を飲んで，食生活に気をつけるようにと指導していた。しかし，実際には服薬はできておらず，食事制限の必要性を理解することや，食事内容を把握することも難しいようだった。また，「この間，病院でとてもきついことを言われた。行かなきゃよかった」と口にし，不快な気持ちが残っている様子だった。

　訪問看護師は，山田さんがなぜ「病院に行かなきゃよかった」と思ったのか，疑問を抱いた。山田さんの意向を確認し，本人とともにアドバンス・ケア・プランニング（ACP）を考える必要があると判断して，本人やケアマネジャー，訪問介護員（以下，ヘルパー）にサービス担当者会議の開催を提案した。ACPとは，判断能力の低下に備え，将来の医療およびケアについて，本人を主体に，その家族や近しい人，医療・ケアチームが繰り返し話し合いを行い，本人による意思決定を支援するプロセスのことである[1]。

　外来看護師とは，事前に電話で問題点のすり合わせをした。外来看護師による情報から，訪問看護師は，山田さんが医師の説明内容を十分に理解できないために，「きついことを言われた」と感じているのではないかと考えた。

　サービス担当者会議で山田さんは，「人に迷惑をかけず，できるだけ自分の家にいたい」「できることは自分でしたい」と言う一方で，病気が悪化してもいいとは考えておらず，薬もしっかり飲みたいと思っていることがわかった。また，今後の治療や療養についてたずねると，「今までたくさん手術もしてきたし，入院もしてきた。もうこれ以上，身体を痛めたりすることはしたくないし，入院も勘弁してほしい。透析なんて嫌だ」と話した。しかし，この思いを医師には伝えられずにいたのである。また，毎日のように病院に行くのは，「約束（受診予約）をしていたのに行かなかったら申し訳ない」と思っていたからだということがわかった。さらに，曜日がわからなくなり，「自分が何をしていたのかわからなくなる。なぜこんなにわけがわからなくなってしまったのか」と悲嘆を抱えていることも明らかになった。

● 本人・家族・医療者の今後の生活に対する価値

本人

　今までたくさん手術もしてきたし，入院もしてきた。もうこれ以上，身体を痛めたりすることはしたくないし，入院も勘弁してほしいし，透析なんて嫌だ。しかし，病気が悪化しないように薬は飲まなくてはならない。

　人に迷惑をかけず，できるだけ自分の家にいたいし，できることは自分でしたい。約束をしたら守りたい。

長男

　親子で行き来はあるものの，自身も健康不安を抱えており，また，やや遠方に住んでいることもあって，なかなか会えずにいる。

医師

　腎機能の低下があり，透析導入も視野に入れて考えなければ，病状はさらに悪化して命に影響を及ぼしかねない。これ以上悪化したら，透析を検討した方がよい。

訪問看護師

　山田さんの ACP に沿って治療やケアが提供されるべき。病気は悪化させたくないが，入院や透析はしたくない，自宅で過ごしたいと山田さんが思っていることを多職種でしっかり共有して，山田さんの ACP が実現できるチームを形成したい。

● 本事例の倫理的問い：認知機能および腎機能の悪化によって，本人の望む生活は継続できないのか

　山田さんは，腎機能の悪化により，透析も考慮した治療が推奨されていた。しかし，認知機能が低下している山田さんには，医師の説明を一度聞いただけでは病気や治療方針を十分に理解することは難しく，また，支援体制が十分ではなく，治療や透析のこと，今後の生活のことを 1 人で意思決定するのは困難であると訪問看護師は感じた。入院や透析はしたくない，自宅で過ごしたいと

山田さんが望んでいることが，本人を含め，多職種できちんと共有されていないのではないか，このような状況では，本人に対して適切なケアが提供されているとは言いがたいのではないかと考えた。

● 訪問看護師が行った具体的なアプローチ

（1）山田さんの困りごとを探索

　認知症機能の低下によって山田さんが何に困っているのか，訪問看護師は，生活全体を把握できるようにヘルパーと協働し，朝や昼，夕方と時間をずらして訪問し，不在のときには再度訪問するなどして言動を注視した。

　すると，降圧薬の残数が多く，また，その数にも日によってバラツキがあり，確実に飲めていないことがわかった。山田さんにたずねると，「飲んだか飲まなかったか，わからないことがある」とのことだった。また，自分で買い物はできるものの，認知症の影響で同じものや好きなものばかりを買ってくるため，冷蔵庫には同じ種類の食べ物がたくさんたまっていた。

　さらに，山田さんの承諾を得て，外来看護師と連携を図り，確認したところ，予約日を間違えて受診することや，院内での手続きに間違いが目立つようになっていることがわかった。

　これらを踏まえて，訪問看護師は，山田さんが望む生活を維持するには，身近にキーとなる相談相手が必要と考え，山田さんの思いを聞き，相談相手になれるように支持的に関わった。

（2）山田さんの望む生活の実現に向けて支援

　山田さんの治療に対する考えや，希望する生活を知り，それを支援するために，山田さんが自分でできること，やりたいと望んでいることには手助けを無理強いすることなく見守りの姿勢で関わり，助けが必要なときには迅速に対応した。

　まず，山田さんは，勘違いで病院に行く日が多くなると，「また失敗した」と自信喪失してしまうため，自信を持って確実に受診日に病院に行けるよう，次のような関わりをした。訪問看護師やヘルパーが，訪問日以外の日は，こまめに山田さんに電話連絡をした。朝に「明日は病院の日ですよ」と伝えると，

その日のうちに出かけてしまう可能性があったため，受診前日の夕方に伝えることとし，受診の当日には「今日は○時から病院ですよ」と伝え，受診の間違いが減るように支援をした。山田さんはメモをとり，忘れないように何度もそのメモを確認していた。

　また，訪問看護師は，腎機能の悪化を予防するために，できる方法を山田さんと一緒に考えた。食事に関しては，同じものや，腎機能を悪化させてしまう可能性の高いものを買わないように，ヘルパーが買い物に同行した。加えて，薬をしっかり飲んで進行を遅らせることは山田さんの望みでもあったが，反面，そのために人に迷惑をかけたくない，人の手を煩わせたくないという思いもあったため，「服薬カレンダー」を使うことを提案し，訪問看護師が一緒に薬をセットして，服薬状況を確認した。

　なお，認知症があると，環境の変化が混乱を招くことがあるので，「服薬カレンダー」を掲示する場所は，山田さんの意向に沿って決めた。最初の1か月ほどは，週に1〜2回程度の飲み忘れにとどまっていたが，1か月後くらいからは，腎機能の悪化とともに認知機能の低下が進み，日時や時間の感覚がさらに乏しくなって，1日に2日分の薬を服用してしまうことが見られるようになった。そのため，薬をきちんと飲むことが必要であると説明したところ，本人の希望により，ヘルパーの訪問回数を増やすことになった。

（3）山田さんの考えを医師に伝える場を設定

　今後の治療について，山田さんが自分の言葉で医師に希望を伝えることができるよう，外来看護師と話し合い，重要な説明の場面や意思決定が必要なときには，ケアマネジャーか訪問看護師が受診に同席できるようにした。山田さんの発言の手助けや，医師の説明を噛み砕いて伝えること，また，今後忘れてしまうかもしれない山田さんの思いを守り，支持し，代弁者となれるような立ち位置で支援した。そして，山田さんにも「今度の受診には私（訪問看護師）が同席しますので，『入院や治療をしたくない』という山田さんの思いを医師に一緒に伝えませんか」と話をした。

　受診の日，山田さんは医師に，「今までたくさんお世話になってきましたが，もう年だし，これ以上は入院とか手術とか，大きな治療はしたくないです。通

院も勘弁してほしい」と伝えることができた。医師も山田さんの気持ちを尊重し，診療情報提供書をかかりつけ医宛てに書くことを約束した。

（4）山田さんの生活に合わせた支援と地域の結びつきを構築

　やがて，山田さんは徐々に認知症が進行し，1人で薬を飲むことが困難になった。「人に迷惑をかけず，できるだけ自分の家にいたい」と希望していたものの，さらなる支援がなければ在宅での生活が難しくなってきたため，山田さんと相談し，定期巡回・随時対応型訪問看護介護の事業所と契約をした。これは，定期または随時に，介護福祉士等が利用者の居宅を訪問し，生活や身体面の支援を行うものである。この導入により，毎朝ヘルパーが訪問して服薬を介助することになって，山田さんの薬の飲み忘れがなくなった。また，山田さんの生活に合わせて，必要なときに必要な時間，支援をする方法であるため，昼間は，自由に出かけることもできた。

　複数の支援者が関わる中で，「山田さんが何か困っているみたい」とキャッチした人が，関係職種と連絡をとり合い，そのときに支援した方がよいと判断される職種がすぐに駆けつけ，山田さんの困りごとに対処した。「通帳をなくしたかもしれない」というときも，各々ができる範囲で関わり，進捗を共有しながら対応した。

　また，山田さんは以前から時々，敬老館（地域の高齢者を対象とした交流施設）に通っていたが，あるとき訪問看護師が，「山田さんが入館証を紛失してしまったが，再発行してもらえなかったらしい」という情報を得た。ケアマネジャーに報告し，後日，ケアマネジャーと山田さんが一緒に敬老館に出向いて職員に話を聞いてみると，「再発行してもらえなかった」のではなく，「再発行しても紛失してしまうかもしれないので，長年来ていることだし，もう『顔パス』でもよいということになった」とのことだった。山田さんに伝えると，非常に安心した表情を見せた。

（5）山田さんの望むような最期が迎えられるように調整

　4か月後，腎機能の悪化で浮腫や血圧の上昇が目立ち始めたため，山田さんに再度気持ちを確認すると，「入院はしたくない，家にいたい」と話した。自

宅で最期まで快適に過ごすことができるよう，サービス担当者会議が開催され，福祉用具を調整し，ヘルパーは1日3～4回，本人の体調と希望を聞いて訪問回数を調整し，食事や排泄，服薬，清潔面で支援をした。なじみのあるヘルパーや訪問看護師が支援していたため，大きな混乱が生じることなく，心穏やかに過ごすことができ，山田さんは希望どおり自宅で最期を迎えた。

● 本事例の振り返り

　内閣府の『令和5年版高齢社会白書』[2] によると，65歳以上の1人暮らしの人は男女ともに増加傾向にあり，2020年には男性15.0％，女性22.1％となっている。高齢化とともに認知症の人も増加すると見込まれており，認知症施策は国を挙げて取り組むべき課題であるとされている。

　そのような情勢の中で提唱されているものの一つが，ACPである。前述のとおり，判断力の低下に備え，医療およびケアについて，本人を主体に関係者で話し合いを繰り返し，意思決定を支援するプロセスのことで，本人の人生観や価値観，希望に沿った，医療・ケアを具体化することを目標とするものである[1]。

　本事例では，認知機能が低下してきた独居高齢者が，目立ったトラブルもなく日常生活を送っていたが，眼底出血を起こして入院し，そのときの言動から，「認知症ではないか」と疑われた。しかし，何のサービスにもつながらないまま退院し，その後，ケアマネジャーからの依頼により，退院1か月後に訪問看護が開始になった。

　入院中に認知症ではないかと疑われたとき，なぜその診断ができなかったのか。適切な退院調整がなされ，退院と同時に訪問看護が介入していれば，自宅で安心して療養をスタートすることができたのではないか。地域包括支援センターで長男が介護保険を申請したときに，職員がもっと踏み込んで話を聞いていれば，介護保険の申請からすぐに介護サービスを利用できる「暫定プラン」で介護保険のサービスを利用することができたのではないか，など，その時々に関わった人が，ほんの少しでも，「この人がこのまま帰ったら，1人暮らしだし，どうなるだろうか」と想像できていたなら，山田さんの困りごとも早めにキャッチし，解決に向けて支援ができたのかもしれない。

　訪問看護師ら関係職種が山田さんと関わる中で，その生活や背景を知り，意向や思いを聞くにつれて，山田さんの困りごとや強みが見えてきた。「人に迷惑をかけず，できるだけ自分の家にいたい」「できることは自分でしたい」という望みと，「入院や手術，透析はしたくない」という ACP を聞き取り（図），そのプロセスの中で，山田さんの「人となり」「思い」を関係職種は理解し，希望に沿った生活を送ることができるように関わり続けたことが，最期まで自宅で生活することにつながったと考察する。

　認知症高齢者は，病気が悪化すると 1 人暮らしを継続することが困難になり

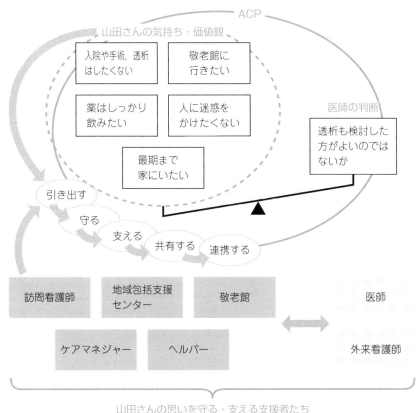

図　山田さんの ACP とその実現を支援する人々

がちである。そこで，認知症の初期のころから地域の支援者がチームを形成して関わり続けることが重要である。山田さんのように，「自分でできる」「頑張りたい」と望んでいる時期には，いざというときに備えつつ，つかず離れずの距離感を持って見守りながら支援を続ける。そして，認知症が進行してきたら，その症状や体調に合わせて，関わっている多職種がそれぞれの視点と立場でアセスメントをし，皆で協働・情報共有しながら支援する。また，病状の変化や進行とともに必要な支援を修正・追加しながら適切な医療・介護サービスを提供することで，認知症がありつつも本人の望む生活が継続できるように支援するのである。

　認知症になっても，独居であっても，最期まで尊厳ある生活を送るには，本人が望んでいる医療や生活を明確にし，その人の価値観や，生活の中で大切にしていることを知り，関係職種がチームで本人の意思を尊重して，守り，支え続けることが必要だと思う。

（加藤　希）

引用文献
1）厚生労働省：人生の最終段階における医療・ケアの決定プロセスに関するガイドライン.
　　〈https://www.mhlw.go.jp/file/06-Seisakujouhou-10800000-Iseikyoku/0000197721.pdf〉
2）内閣府：令和5年版高齢社会白書（全体版）.
　　〈https://www8.cao.go.jp/kourei/whitepaper/w-2023/zenbun/05pdf_index.html〉

14　自分たちの好きにしたいのよ

「認認介護」の限界，夫婦の生活のペースをどう守るのか

● 事例紹介

夫・渡辺幸一さん，96歳，男性，認知症疑い，脳血管疾患，圧迫骨折。

妻・渡辺良子さん，95歳，女性，レビー小体型認知症疑い，乳がん末期。

渡辺さん夫婦は2人暮らしで，近所にキーパーソンである長女一家，隣県に長男がいて，何かあれば長女が泊まってくれることもある。ただし，長女には仕事もあり，両親を常に見守っていられるわけではない。

金銭管理や家事全般，良子さんの日常的な世話は幸一さんが行っていたが，ある年の2月，幸一さんが腰椎圧迫骨折により歩行困難となって入院した。そのころから，良子さんは自宅に引きこもりがちになり，夜間せん妄，内服コンプライアンス不良，短期記憶の障害が進み，在宅訪問診療を開始した。夫婦ともに，他人が家に入ることに拒否感があり，介護保険サービスの利用にはなかなかつながらなかったが，体調や内服管理が必要なことと，今後，介護が必要となることを見越して，家族，訪問看護師，主治医，介護支援専門員（以下，ケアマネジャー）が話し合いを重ね，看護小規模多機能型居宅介護（以下，看多機）の利用を開始した。

徐々に幸一さんが2人分の内服管理ができなくなり，2人が体調を崩す日が増えた。幸一さんは，便通の不調，食事摂取量減少，それに伴う体重減少があり，良子さんは不定愁訴，臀部から下肢の痛みが続くようになり，通いのサービスを休みがちであった。骨転移の可能性もあることから，看多機の訪問看護師は受診をすすめたが，良子さんは，「もう病院の検査はいいわ」と言っていた。

2人での食事の準備が難しくなってきたが，訪問看護師が訪問介護のサービスを提案しても，2人はいつも「大丈夫ですよ，できますよ」と言い，他人が家に入ることへの抵抗を示していた。また，幸一さんは朝食の時間やメニュー

にこだわりがあり，どうしてもそれは守りたいし，自分でつくりたい気持ちが強いようだった。良子さんも，「自分たちの好きにしたいのよ」とよく口にしており，夫婦のペースを守りたい様子であった。

　しかしその後，お互いに話が噛み合わないことによる夫婦や親子の言い争いも増え，夜間，幸一さんがベッドサイドで転倒して動けなくなったり，家の中があちこち便で汚れたりしていることもしばしば起きるようになるが，どうしてこのようになったのか，2人とも詳細がわからないという状況であった。長女の来訪だけでは2人の生活はままならなくなり，このころから，拒んでいた訪問介護を徐々に受け入れるようになってきた。それでも，通いのサービスで外に出れば2人とも穏やかで，看多機の通いでは黙々と脳トレに励む幸一さんと，スタッフとのおしゃべりや，雑誌や音楽を楽しむ良子さんの姿があった。

　やがて，幸一さんに夜間せん妄，呼吸困難感，不眠の様子が強まってきたため，訪問看護師より主治医へ報告し，心不全の対症療法として在宅酸素が開始となった。しかし，呼吸困難の訴えを繰り返し，歩行は難しく，酸素のチューブが絡まるため，車椅子で移動するには介助者が必要であった。良子さんは，「なんだかあの人，大変そうなのよね」と言うも，危機感は持っていない様子であり，また，良子さんに幸一さんの介助は難しいため，長女が夜間，泊まるようになった。父親が呼吸困難で眠れないことに加えて，母親は深夜にベッド上で立ち上がったり，タンスの整理を始めたりと混乱が続き，長女は，「夜に何かあっても仕方ないとは思っているけれど，そう言ってしまうのもなんだか突き放すような，見捨てるような感じで気がとがめるんです」と話し，入院も検討したいと訪問看護師に相談した。

● 本人・家族・医療者の自宅で生活を続けることに対する価値
幸一さん

　少しずつ自分でできないことが増え，まわりから見れば手助けが必要と思われる状況であるが，妻と同じく，他人に家に入られることに拒否感や抵抗感があり，自宅で自分たちのペースで過ごしたいと希望している。

良子さん

以前より，検査はもう嫌だと口にしており，骨転移を疑うような痛みが出てきても検査を拒んでいる。夫と同じく，自宅で自分たちのペースで過ごしたいと希望しているようだが，夫の呼吸状態が悪化した際にも，心配そうにはしていても，状況がよく理解できていない。

長女

両親には，本人たちが望むように家で暮らしてほしいと考えているが，一方で，夜間の両親の様子を目の当たりにし，自分が何もせず2人だけにしておくことは見捨てるような感じだと自責の念もある。

訪問看護師

2人とも自宅での生活を望んでおり，これまで頑張ってきたので，2人の希望をどうにかしてかなえ，安心して過ごしてもらいたい。キーパーソンの長女は仕事を持っており，ずっと両親のそばについていられる状況ではないため，ある程度の覚悟を持ってもらう必要がある。精一杯介護を頑張っている家族を認め，家族もチームの一員として，ともに考えながら支えていきたい。

● 本事例の倫理的問い：長女も安心でき，2人が自宅で自分たちのペースで生活を続けることはできないのか

高齢で病気を抱え，認知症が進んできた2人が，自宅にいたいと希望している。家族は，何かあっても仕方がないと割り切ったつもりでも，認知症の影響による行動や発言に驚き，戸惑い，2人だけで家に置いておけないと，エピソードのたびに揺れる。看多機というサービスにも限界があり，サービスの範囲内で泊め続けることはできないし，夜間の訪問介護を定期的に組む余裕もない。特に不穏な夜間の生活をいかにして支えるのか。自宅で暮らし続けたいという2人の希望をどうすればかなえられるのか。認知症のある2人が，自分たちのペースでの生活や習慣を守り続けることはできないのだろうか。

● 訪問看護師が行った具体的なアプローチ

（1）本人と家族の今後の療養場所についての意思を確認し，共有

　訪問看護師の提案で，幸一さん，良子さん，長女，主治医，訪問看護師，ケアマネジャーが参加し，担当者会議を開催した。

　主治医より，2人の現在の状態，予後について説明があり，2人と家族の気持ちを確かめ，家で暮らしたいという2人の気持ちを全員で確認した。

　主治医に，「幸一さん，病院に入院して検査するのはどうですかね」と問われた幸一さんは，「う～ん」とかなり悩んでから，「どうですかねえ」「まあ，病院は行きたくないですよ」と答えた。

　訪問看護師からの，「いろいろ大変なことが増えてきましたけど，家にいるのがいいですかね」という問いかけに対しては，「家がいいですね」と答え，良子さんも，「そうね，家がいいわね」と言い，夫婦ともに自宅にいたい気持ちを表明した。

　主治医が長女に，「酸素投与である程度は落ち着いていますが，いつ急に体調変化があってもおかしくない状態です。朝，来てみたら亡くなっているということもあります。お別れまではそう長くないかもしれません」と伝えると，長女は，「わかりました」「最期まで家で看られたらと思います」と答えた。主治医は，「高齢だし，このまま家にいられたらいいよね」と長女に話し，参加者全員，「家族と協力し合いながら，2人の望みがかなうよう，自宅での生活を支援したい」と，一度は意見の一致を見た。

　長女には，2人の心身の状態がこれまでよりも速いスピードで変化することについていけない様子があった。2人にできないことが増えたり，辻褄の合わない話をしたり，予測もしなかった行動をとったりすると，そのつどメールや電話で訪問看護師に連絡があり，訪問看護師側も，これまで以上に長女とコミュニケーションをとる機会を増やしていた。訪問看護師が話を聞くことで，長女は不安に感じていたことが楽になったり，意味不明な行動だと思って混乱していたことが理解できたり，お別れの日が近いかもしれないことを実感したり，また，話しているうちに考えの整理がつくこともある様子だった。

（2）身体の状態から認知症状を考察

　これまで毎日ほぼ同じメニューで朝食をつくっていた幸一さんが，バナナスムージーにトマトケチャップを入れたり，処方されていない薬や，どこにもない調味料をずっと探しているというエピソードが出現するようになった。訪問看護師は，幸一さんの辻褄の合わない言動が急速に進行したという印象を持ち，加齢に伴う変化と言うよりは身体的な問題が原因になっているのではないかと考えた。そこで，意識障害予防のために，毎回の食前にスポーツドリンクを飲んでもらうことにした。飲み忘れることが続くと症状が出やすくなるため，推測していたとおり，脱水や電解質バランスが関係しているようだとわかった。きちんと飲んでいるか，訪問時に確認するようにした。

　酸素については，主治医から0.5～2Lで調整可能な指示を受け，通いや泊まり，訪問看護時に経皮的動脈血酸素飽和度（SpO_2）の計測結果と様子で判断し，適宜調整した。訪問看護師がこまめに主治医と連絡をとり，採血や内服薬の提案をした。

（3）家族が不安なく，2人が自宅で安全に日常を過ごせるよう，サービス量を増加

　良子さんの世話と家事を担っていた幸一さんが，それらを続けることが難しくなり，また，幸一さん自身の介護量が増えたことで，2人が「好きにしていたい」と思っていても，家族が不安なく，2人が自宅で安全に暮らし続けるためにはそうはいかなくなってきた。自宅での生活を基本として，2人と家族が適度に休息できるよう，幸一さんへのサービスを変更した（表）。

　それまでは，訪問介護，訪問看護，通いをそれぞれ週1回とし，訪問介護のときに買い物同行も行っていた。また，泊まりは月に2泊を1回としていた。変更後は，訪問サービスを増やして，通いの日以外は連日実施することとし，泊まりは月に2～5泊を3回程度とした。1日単位で見ると，朝・昼・夕に，看多機のサービスを毎日切れ目なく最大限に活用した。

　2人とじっくり話して決めたことでも，いざ始まってみると気持ちが変わったり，決めたことを忘れていたり，いろいろと意見は出てきて，そのつど修正した。泊まりのサービスに関しては，初回の利用後に「また来週も来てくれま

表　幸一さんの1週間のスケジュール

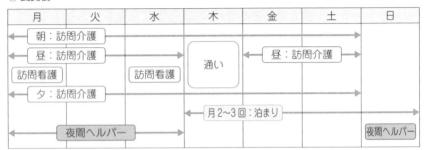

① サービス導入時

月	火	水	木	金	土	日
	訪問介護	訪問看護	通い		月1回：泊まり	

② 変更後

月	火	水	木	金	土	日
朝：訪問介護 →（月～日）						
昼：訪問介護 →（月～水）			通い	昼：訪問介護（金～日）		
訪問看護		訪問看護				
夕：訪問介護 →（月～日）						
夜間ヘルパー（月～水）			月2～3回：泊まり（木～日）			夜間ヘルパー

すか」と幸一さんに聞くと，「いいですね」と笑顔で答え，良子さんも「旅行みたいでいいわね，たまには（家を）離れた方がいいのよね」と，こちらも笑顔で答えたため，なるべく頻回に泊まりの予定を組むこととした。

　担当者会議から数週間後，月に1回は泊まりのない週末があるため，その週明けの訪問看護の際に，再度長女から「家では限界かもしれない」と相談を受けた。夜が心配だが，長女自身の体調や家庭，仕事のこともあり，両親の家に泊まり続けられないという。

　幸一さんは辻褄が合わないことを言い，それを通そうと興奮気味に話すことが増えたため，訪問看護師は医師に相談し，認知症の進行を抑える薬が開始となった。

　改めて訪問看護師は，幸一さん，良子さん，長女のもとに話を聞きに行った。長女も自分たちも，夜間の2人を心配していることを伝え，皆が安心して暮らすために夜間の訪問介護員（以下，夜間ヘルパー）に自費で入ってもらうのはどうかとたずねたところ，幸一さんは「そうですね，そうしましょうか」と答え，良子さんも「そうね，いいわよね」と幸一さんに目線を送った。長女

も，「今日はとても意識がはっきりしています」と2人の返事に納得し，入院も施設に入ることもせずに，看多機のサービスを最大限に使いつつ，夜間はヘルパーに見守りを依頼することとなった。幸一さんは，それから約1か月後，泊まりで看多機を利用中に亡くなった。

● 本事例の振り返り

　本事例の夫婦は，「認認介護」の状態で，互いの世話がままならなくなり，自分たちの好きに暮らすことが困難になっていた。しかし，そのような状況であっても，状態に合わせてサービスを利用することで，住み慣れた自宅で暮らし続けられることがわかる。

　他人が家に入ることにも拒否感を持っていたが，訪問介護や，看多機に泊まること，さらに，夜間のヘルパーを受け入れていくことにより，家族の不安も軽減され，入院や施設に入ることなく「家で暮らしたい」という望みがかなっている。

　2022年の国民生活基礎調査[1]によると，65歳以上の者のいる世帯は全世帯の50.6%を占め，そのうち，高齢者世帯の世帯構造では，「夫婦のみの世帯」は44.7%である。また，「単独世帯」は51.6%で，その年齢構成を見ると，男性は「70〜74歳」（28.7%），女性は「85歳以上」（24.1%）がそれぞれ最も多い。

　また，要介護者等から見た主な介護者は，「同居している人」が45.9%で，その続柄を見ると，「配偶者」が22.9%，「子」が16.2%，「子の配偶者」が5.4%となっている。要介護者等と同居している主な介護者を年齢別に見ると，男性の75.0%，女性の76.5%が60歳以上であり，いわゆる「老老介護」のケースは相当数存在していることがわかる。

　さらに，要介護者について，介護が必要になった主な原因としては，「認知症」が23.6%で最も多い結果となっており，「認認介護」の世帯が多いことも推測できる。そして，これらのことから，本事例のような高齢者は，今後ますます増加することが予想される。

　本事例において，本人たちの「好きにしていたい」という思いが守られ，「2人だけで置いておけない」という家族の不安が軽減された背景としては，看多

機というサービスの特徴が影響しているだろう。

　看多機では，利用者にとっては，はじめに訪問介護や訪問看護で知り合った職員が，通いで行ってもそこにいて，泊まったときにもいることで安心感が得られ，また，さまざまなサービスが入っても，家族が連絡をとる先は1か所で完結する。利用者，家族と関係が密になり，特に家族にとっては，利用者を支えるチームの全体像が見えるという安心感もある。

　さらに，看多機内では，ヘルパーなどの介護スタッフや看護師，ケアマネジャー，管理栄養士，理学療法士といった多職種が常に利用者の自宅，通いや泊まりのサービス中の様子，食事や排泄の状況，心身の状態などの情報交換をし，よりよいサービスの検討を繰り返し，何らかの変化があった際にも直後の訪問時に合わせて柔軟にサービスを変更していくことができる。看取りに際しても，刻一刻と変化する利用者の状態に対応しやすく，本事例においても，幸一さんは，泊まりで利用中に，この日は泊まりの予定ではなかったが急遽泊まりに変更した良子さんに見守られながら亡くなった。

　在宅ケアとは，「それぞれの人生に寄り添いながら本人や家族の力を引き出し，生活の場に必要なケアを届け，ともに考え続ける」[2] というところに原点がある。幸一さんの体調変化は加速度的に進行し，家族はこのまま家で看ていけるのかと揺れながらも，訪問看護師やヘルパー，ケアマネジャーと現状を共有し，話し合いを重ね，一緒に考え続けた。サービス業者を増やしたり変更したりせず，見知った顔の職員の支援を受けながら自宅で看取りまで暮らすことができるのが，看多機のよさだろう。

　生活のペースや習慣を少し譲っても「自宅で暮らしたい」と望む気持ち，そう思う背景にある人生に私たちは寄り添い，家族とともに「健やかに暮らし，安心して逝ける」[2] ことを目指したい。そのためには，はっきりとした答えが出ないままでも，本人の体調変化やそのときの気持ちを家族とともに受け止め，揺れる家族とコミュニケーションを密にし，一つ一つの問題をともに乗り越えていくこと，在宅生活を支援するとは，そのようなものではないかと考える。

（吉住真紀子）

引用文献
1）厚生労働省：2022（令和4）年国民生活基礎調査の概況.
　　〈https://www.mhlw.go.jp/toukei/saikin/hw/k-tyosa/k-tyosa22/index.html〉
2）秋山正子（2011）：在宅ケアのつながる力，医学書院，p. VI-VII.

Voice

人の面倒を見る前に，自分の母の面倒を見られないでどうするのか

　私は，87歳の母を看ています。母は大阪の生まれで，結婚してからはずっと鹿児島で生活していました。父が亡くなり，1人で羽を伸ばしているだろうと思っていたら，実は認知症になっていたことがわかりました。血管性認知症です。私には姉と弟がいて，3人の子どもの家で数週間ずつ暮らしてみたりもしましたが，私のところに落ち着きました。一緒に暮らして12年目になります。

　同居開始当初は1人で出かけ，1日に2万歩も歩くこともありましたが，今は家の近くに行くのもやっとです。一番困っているのはおしものことで，尿漏れがあるのですが，恥ずかしさからでしょうが，濡れた下着をどこかに入れてしまい，家中ですごい臭いがします。また，お酒が好きなので飲ませてやりたいのですが，自分が飲んだのを忘れてしまうのです。これについては，ショートステイを利用して「休肝日」をつくることにしました。その他の日には好きなお酒を飲んでいます。

　今は，1週間にデイケア3回，デイケアの朝の送り出しのサポートに訪問介護など，適宜ショートステイを利用しています。ショートステイから戻ってきたとき，私が母のたくさんの汚れ物を洗濯して干していると，すごい目つきをして，「タンスの中から私のものを全部出して，何てことしてくれるの？　何でこんな仕打ちをするのよ」なんて言うんです。「私が洗濯してあげているのに，そんな言い方，冗談じゃない！」と，たびたびけんかになっていたのですが，姉から「そっと戻しておけばいいんじゃない？」と言われて，今は乾燥機で乾かし，タンスにしまっています。こちらが折れることに慣れました。

　こんなこともありました。夜中に玄関のチャイムが鳴って出てみると，警察の方がいらしていて，「お母さんはいますか」とたずねられました。母は部屋で寝ているはずなので，そう答えたのですが，見に行ってみると，部屋

にはいない。交番に行くと，なぜか造花の花束を持った母がいて，「ごめんね」と言うんです。夜中にお酒を買いにコンビニに行ったものの，家がわからなくなってしまったらしいのです。それから少しの間，母が出て行かないようにするために，玄関に寝る日々もありました。

　自分が看護師であるにもかかわらず，母と付き合うのは本当に大変だということが身にしみています。看護師として患者さんと向き合うときは余裕を持って対応できる。看護師だから，「これくらいしても命は維持できるし，そんなに優しくできなくてもどうせ忘れてしまうし」なんて思う自分がいて。でも家族の場合は，本当に四六時中，大変。母娘だから甘えもあるし，いつまでも子どものようなことも言うし。

　でも，「人の面倒を見る前に，自分の母の面倒を見られないでどうするのか，そんなのでなぜ人のケアができるのか」と思ったんです。これは自分への試練であり，忍耐を求められているのだ，これを越えてみよう，越えるぞ，と。そしてこの思いが，現在の活動のきっかけになりました。

　まず，自分の住む区で認知症のある人の家族が話し合う場などを全部探してみました。すると，サロンのようなところはたくさんあるのですが，家族が話し合う場がないことに気づきました。母を連れて「オレンジカフェ」（認知症カフェ）にも行きましたが，母本人もいるので，気兼ねなく自分のことを他の人に話すことは難しいと思いました。それで，もう一人の方と2018年に「認知症家族の語りの場」をつくり，今は2か月に1回くらい活動をしています。

　一緒に立ち上げた方は義理のお母さんを介護されていたのですが，本当に献身的で，実のご両親は早くに亡くされて十分介護できなかったから，義理のお母さんには納得いくまで看てあげようと思ったそうです。私は彼女のそんな献身的な姿と表現する愛，優しさに触れて，私にはなんて愛がないのかと心底思ったのです。職業柄，医療システムや医療について知りすぎている，そんなことも関係していたかもしれません。根底には母への愛はあると思います。今，母が亡くなったら自分がどんなに悲しむか，それもわかって

います。もっと母に自分の気持ちを表現しなくちゃと思ったのです。

　母の介護をしていて，私が優しく接すれば，母にはとても穏やかで幸せな時間が続くように感じています。一方，けんかをしたり，互いに怒ったりののしり合ったりすると，母は数日落ち込んでしまいます。3～4日泣いて沈むんです。けんかをしたことは覚えていないけれど，悲しさは身体が覚えているようなんですね。互いに幸せないい時間が続くようにと暮らしています。

　自分の感情は，すべて姉には伝えています。こんなことを母に言われた，とか。弟も呼べばいつでも駆けつけてくれるので，私の中では納得して介護をしています。1年に1回くらい，海外旅行をしていますが，考えてみればこれも母のおかげだと感じています。「海外旅行に行ってやる！」って思うんです。それに，母がショートステイに行っている間の幸せったらありません。まさに解放。介護していなかったら，こんな幸せは感じないって思っています。

（鶴若麻理／語り：南　千津子氏）

Voice

家で看取るってことの意味がだんだんとわかり，腹が据わってきました

93歳の母と同居して11年になります。ここ1〜2年で認知症がひどくなっている感じがしています。母は要介護3で，今は訪問診療，訪問看護，デイサービスを利用しています。私は今までフルタイムで仕事をしてきましたが，この3月で定年になるので，4月以降の母との生活はどんなふうになるか，予想がつきません。

母は68歳まで働きました。銀座が大好きで，毎週のようにお洋服を買いに行き，楽しんでいました。今でも銀座が大好きです。免疫疾患があり，脳梗塞を患ってから身体が弱くなっていき，今は家の中を押し車で移動しています。着替えや食事は自分でできます。トイレも自立していますが，紙パンツをはいたりするようになりました。トイレでの失敗も増えています。短期記憶がかなり落ちていて，数時間前のことはわからないことが多いです。

母との日常は，言い合いの繰り返しです。どうしてわからないのかって思うこと，怒りがこみ上げてくることもたくさんあります。たとえば，私の方を見て，「ボランティアの人が看てくれている」なんて言うんです。腹が立って，「娘の私が看ているでしょう？！」って言い返すと，叩いてきたりします。こうやっていくたびもけんかをして，後悔して，の繰り返しです。もし夫が一緒に暮らしていなかったら，母を虐待していたかもって思うんです。夫はいつも，「しょうがないでしょう，わからないんだから。わからないのが当然なんだからもう言うなよ。怒ったまま別れたら後悔するよ」って言うんです。

私が怒ると，母は余計にパニックになってしまうことがあります。また，認知症に伴ういろいろな失敗には，何らかの理由があるんだと，毎日の生活の中でわかってきました。母は夫と仲がよくて，夫のことを誰かと間違えることは絶対にないんですよ，娘の私のことは間違えたとしても。

誰からだったか，私が怒ってしまうのはエゴなのだから，エゴを捨てれば
いいし，真剣に付き合うとイラッとするからやめなさいと言われたこともあ
ります。私，根が真面目なので，介護本とか一切読んでいません。読んだら
あれもこれもしなくちゃと，自分を苦しめると思っています。
　（訪問）看護師さんが来ると，ものすごく救われるんです。顔を見ると，
つらかったことがすべて一瞬にしてなくなるんです。このような出会いは幸
せだなと感じています。看護師さんの母への優しい関わりを見て，自分はこ
んなふうにしたことないなと思いながら，母の穏やかな表情を見て，「よか
ったね」と看護師さんと一緒に優しく言える自分がいるんです。
　一緒に暮らし始めて，考えてみれば母のことをよく知らないと思って，い
ろんなことを聞いてみました。好きな食べ物はしゃぶしゃぶとビール，好き
な色は紫，好きな花はコスモス，好きなことはカラオケって言っていまし
た。そして最後に，「死ぬとしたら，どこで死にたい？」って聞いたんです。
「家」って答えました。半年前くらいに同じことを聞いたら，このときと全
然違う答えが返ってきたのですが，「家で死にたい」というのは，同じだっ
たんです。だから私は母の希望をかなえたいと思っていますが，「看取る」
ということ自体をまだよくわかっていませんでした。

　1年くらい前に母は心不全を起こし，訪問医からは家族全員を集めるよう
に言われ，もう最期かと思いましたが，何とか持ちこたえました。その後，
（新型）コロナ（ウイルス感染症）にもかかってしまいました。入院すると
このご時世で（面会もままならなくなって），最期のお別れもできないと思
い，家で看病しました。私も罹患し，あのときは本当につらかったですが，
心不全でも助かったんだから，コロナで死なせちゃいけないと必死の思いで
した。その後も，右手の動きが悪くなるなど心配なことは続き，そのたびに
入院することが頭をよぎり，医師や看護師に相談しました。医師から，「心
不全のときに一度お別れの準備ができていますよね。皆で話し合って家で看
取ろうって決めましたね。鈴木さんが揺らいでしまったら，皆どうしていい
かわからなくなります」と言われ，家で看取るってことの意味がだんだんと

わかり，6〜7割は腹が据わってきました。これからもいろいろなことがありそうですが，母の願いをかなえることを考えようと思っています。

　母とは一緒にお風呂に入ることがあります。そのとき，最近あったことや孫やひ孫の話をして，「幸せだ」って母はいつも泣くんです。
　3年くらい前から，嫌なことがあるといつも弟にLINEをしています。最近もたまにあります。弟が「お母さんは幸せだよ，きっと家で死ねると思うよ」って言ってくれていることが，私の安心につながっています。母にとって私は「怖い人」で，夫や弟，私の娘やその子どものひ孫たち，看護師さんたちは「優しい人」。どうやらそんなふうに認識しているようですが，それでいいと思っています。

（鶴若麻理／語り：鈴木史子氏）

2-5 本人のニーズが見過ごされていないか

15 どこも痛くない

認知症ゆえに痛みを忘れていると判断してよいのか

● 事例紹介

川田康子さん，88歳，女性，アルツハイマー型認知症，膵頭部がん，肝転移，腹膜播種。

川田さんは，長男夫婦（いずれも60歳代）と暮らしており，2〜3年前から物忘れがあって，アルツハイマー型認知症と診断されている。

1年前に皮膚や白眼が黄色くなっていること（黄疸）に家族が気づき，病院を受診したところ，膵頭部がんと診断された。他の臓器への転移があることや現在の体力を考え，がんの根治を目指すよりも，症状を緩和しながら生活していくことになり，外来通院しながら自宅で過ごしていた。

やがて腹部痛を訴えることが増えたため，緩和ケア病棟に入院した。痛みがあるときには鎮痛薬の頓服を追加したり，痛みの増減に影響する因子を探り，ケアに取り入れていったりすることが目指されていた。長男は，「家でも痛がっていたので，母がつらそうで，見ていてこちらもつらい。とにかく痛みをとってほしい」と話していた。

食後や排便後に痛みが強くなるという家族の話から，病棟の看護師たちはそのタイミングで川田さんに痛みはどうかとたずねてきたが，「どこも痛くない」と言う。病棟看護師たちは，川田さんはアルツハイマー型認知症により痛かったことを忘れてしまっているのだと見なし，痛みが過ぎ去ったのだから，鎮痛薬を追加せず様子を見てよいだろうと考えていた。そして医師も，「痛くない」という川田さんの言葉に従い，鎮痛薬の量や，痛みの軽減に向けたケアは現行のままでよいだろうと判断していた。

あるとき，A看護師が川田さんの部屋に行くと，川田さんはベッドに腰か

け，腹部をさすりながら顔をしかめていた。A看護師が「お腹が痛みますか」とたずねると，「息子が迎えにくるはずなんだけど……」と，息子が来ないことを心配しており，A看護師との会話には気持ちが向かないようであった。川田さんは，このとき以外にも，「家に帰りたい」と言って家族の姿を探して歩き回ることが多く，また，「家族が来るはず」と言って食事や着替えなどが手につかなくなることがあり，これらは認知症の行動・心理症状（BPSD）と関係していると考えられていた。

● 本人・家族・医療者の痛みに対する価値

本人

　顔をしかめたり，腹部をさすったりすることがあるが，「痛くない」と言う。家族と一緒にいたい。家に帰りたい。

家族

　家では食後や排便後にお腹を痛がっていた。とにかく痛みをとって，本人がつらくないようにしてほしい。

医師・病棟看護師

　痛みを忘れてしまうため，鎮痛薬を追加するタイミングが難しいが，本人が「痛くない」と言っているのだから，薬を増やすほどではないのだろう。痛みに対して薬が相対的に過量になると，副作用につながるため，痛みの程度がこの状況なら，薬を増やすことはしたくない。

A看護師

　つらそうな表情で腹部をさすっていて，痛みがありそう。川田さんの痛みを理解して，つらさを和らげる対応をもっと考えた方がよい（図1）。

● 本事例の倫理的問い：認知症のために痛みを忘れていると判断してよいのか

　A看護師は，川田さんが「痛くない」と言うときであっても，必ず顔をし

図1 川田さんが発する「痛くない」のとらえ方の違い

かめたり，腹部をさすったりするのが気になり，「アルツハイマー型認知症のために痛みを忘れている」という理解で本当によいのかと感じていた。痛みの評価について，川田さんの「痛くない」という言葉を頼りに考えてよいのか，チームで考えた方がよいと思い，多職種カンファレンスの開催を提案した。

多職種カンファレンスには，川田さんに関わってきた医師，病棟看護師，作業療法士らが出席していた。医師からは，「川田さんが『痛くない』と言っているのだから，鎮痛薬を増やさなければならないような痛みはないのだろう」という意見があった。病棟看護師の一人からは，「『痛いですか』という私たちの質問に対して，川田さんが誰に対してもすぐに『痛くない』と答えるのが気になっている。川田さんにとって，『痛くない』と言う意味は何なのだろう」という意見があった。作業療法士からは，「川田さんは，家族のことが気になり，気持ちが落ち着かなくなったら，部屋に飾られている家族の写真を一緒に見ながら話をすると，気持ちが穏やかになっていろいろな話をすることがある。こちらの対応しだいで川田さんの思いを聞くことができるのではないだろうか」という提案もあった。

以上のような話し合いから，川田さんの「痛くない」という言葉の意味は，「痛みがない」ということなのか，それとも別の意味で言っているのか，もっと川田さんのニーズに迫り，アプローチしていくことになった。

● 看護師が行った具体的なアプローチ

多職種カンファレンスから，痛みを包括的に評価すること，「痛くない」と表現する意味を理解すること，この2つに焦点を絞って，A看護師は多職種と協働しながら川田さんにアプローチした。

(1) 痛みを包括的に評価

① 病態から痛みを評価

　先の多職種カンファレンスでも腹部痛について検討がなされた。医師からは，「腹部痛は，肝臓のがんが大きくなり肝臓を覆っている膜が引き延ばされることによる痛み，腹膜播種（腹膜に散らばるように広がったがん）により大腸や小腸が狭くなっていることによる腸が動くときの痛み，腹水による腹部の張り感を伴う痛みなどが起きているかもしれない」との見解が示された。

　痛みにアプローチするには，痛みの特徴を知る必要がある。先ほどの医師の見解や，食後や排便後に痛くなるという家族の話，看護師から見て1日のうち何回か苦痛が増強している様子があり，数十分経つといくらか表情が和らいで見えることから，腸の動きが痛みに最も影響していると考えられた。

　A看護師は，痛みを和らげるため腹部を温めることや，食前に鎮痛薬の頓服を内服することを医師に提案すること，便秘や下痢にならないよう薬剤と排便のバランスを評価することを計画した。

② 痛みに影響する病態以外の要因を評価

　A看護師は，川田さんの痛みを増強させている要因で，がん以外のものとして，不安や孤独感などの精神的苦痛，役割の喪失などの社会的苦痛，人生の意味への問いなどのスピリチュアルペインの存在についても考えた。

　精神的苦痛としては，家族と離れて1人で過ごしていることへの不安や孤独感があると考えられた。また，川田さんは威厳のある凛とした女性で，もともとは家族をまとめる中心的な存在であったという家族の話から，家で生活していたときの母としての役割意識が損なわれていることなど，「川田さんらしさ」が脅かされていることが，社会的苦痛やスピリチュアルペインとなり，川田さんがつらそうにしていることに影響している可能性も考えられた。

(2)「痛くない」と表現する意味を探索

　川田さんの身体の状況と表情やしぐさ，家族の話などからも，痛みがありそうではある。しかし，痛みのことをたずねても，川田さんは，「痛くない」と表現したり，家族のことを気にかける言葉を口にしたりする。その理由を理解した関わりが必要であると考えられた。

　まず，家族の姿が見えないことで食事や着替えなどが手につかなくなってしまう川田さんへの，適切な対応とは何か。病棟看護師で話し合いをしたが，さらなる対応方法が明確にならず，認知症看護認定看護師（以下，認定看護師）に相談することになった。

① リアリティオリエンテーション（現実見当識訓練）

　認定看護師から，「川田さんにとって大切なものを，入院した今も川田さんは守ることができているかどうか」という視点で考えてみるようアドバイスがあった。それは，たとえば，これまでの生活習慣なのか，周囲との交流なのかなどである。考えていく中でA看護師は，家族の姿が見えないことが気になり始めると，ほかのことが手につかなくなってしまうことと，家族の写真を見ると穏やかになると作業療法士が話していたことから，川田さんが大切にしてきたものは家族で，そのため，「家族はどこに行ってしまったのか」ということが川田さんの一番の困りごとであるということに気づいた。

　認定看護師からは，川田さんのBPSDを軽減するよう，リアリティオリエンテーション（時間や場所など，「今」の情報について会話などを通して随時伝えること）をていねいに行うようアドバイスがあった。A看護師たちは日々の関わりから，川田さんの記憶が5分程度保持されていること，文字を読み，理解する力がありそうだということ，入院生活の中でも印象的なことは覚えているという川田さんの強みに気づき，リアリティオリエンテーションを具体的な行動に移していった。たとえば，病室に入るときは，ノックをして返事があるのを確認してから入り，「私は看護師の○○です。△△をするために来ました」など，毎回自己紹介をして訪室の目的を伝える，といった基本的な行動が抜け落ちていないかを振り返った。また，痛みの治療のために入院していること，そのことを家族も知っていることなど，川田さんが気にしていることについて書き出し，見やすい位置を川田さんと相談して掲示した。

　A看護師らは，痛みのコントロールに注目している医療者の関心事と，川田さんの困りごととが違うことを改めて認識した。川田さんにとって今の状況は，病院という非日常空間で，さまざまな人が次々とやってきては，「痛みはどうですか」「お薬追加しましょうか」と，自分の関心事とは違うことを問いかけてくるというものであるのだと感じた。

② 痛みを適切に表現できない可能性

　また，認定看護師から，川田さんはどんなときに家族を探しているのか，ほかのことが手につかなくなるのはどんなときかとたずねられた。A看護師は，川田さんが食後や排便後，痛そうにしているときに家族を探して気持ちが落ち着かない様子に見えたことを認定看護師に伝えた。

　認定看護師から，認知症によって痛みを言葉で伝えることができないことがあり，痛いときに見られる行動として，そわそわしたり，拒否的になることがあると説明され，A看護師たちは，川田さんが家族を探して歩き回ったり，食事や着替えのすすめに抵抗を示していたのは，川田さんにとっての痛みの表現の一手段かもしれないということに気づいた。そして，川田さんの言葉や行動でいつもと違う様子が見られたときは，痛みがないか，居心地の悪さを感じているのではないか，などの可能性について一つ一つていねいに見ていこうと話し合った。

③ 川田さんらしさの理解

　A看護師は，入院生活での印象的なことは覚えているという川田さんの強みから，川田さんにとって，痛かったことの印象よりも家族がいないことの方が重要であると考えた。なぜ自分はここにいるのかと言う川田さんに，痛みの治療をするために入院したこと，痛みがよくなって自宅に帰ることを看護師も目指していることを伝えてきた。川田さんはそのつど，「あらそう」と返答していた。A看護師は，その場面を思い返し，川田さんが「痛くない」と言うのは，「痛みがない」と言えば早く家に帰ることができると思っているからなのかもしれないと考えた。また，安心感を得てもらうために不確実なことを伝えるのはよくないと気づき，入院していて今は家に帰ることができない川田さんの心情に共感を示すようにした。

　多職種カンファレンスで川田さんについて何度も話し合う中で，A看護師たちは家族に関する喜びを表現できるという川田さんの強みに気づくことができた。川田さんに家族の話をしてもらうことを通して，川田さんらしさに触れていった（図2）。また，川田さんらしさに配慮した関わりについて皆で検討する中で，川田さんは気丈でがまん強い性格であることも見えてきた。

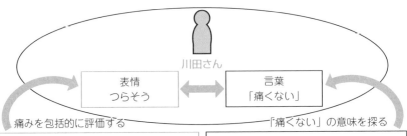

川田さん

| 表情 つらそう | ⟷ | 言葉 「痛くない」 |

痛みを包括的に評価する　　　　　　　　　　　　　　「痛くない」の意味を探る

・身体的側面
（肝臓への転移，腹膜播種，腹水に関連する痛み）
・精神的側面
（家族と離れて過ごす不安，孤独感）
・社会的側面，スピリチュアルな側面
（川田さんらしく過ごせていないこと）

BPSD への適切な対応
・リアリティオリエンテーション
・礼節を守った対応

痛みを適切に表現できない可能性
・行動の変化から痛みの存在を察知する

眉間のしわなどの苦痛表情やお腹をさするしぐさなどから，痛みのパターン，鎮痛薬の効き目などを評価

川田さんらしさへの理解，配慮
・家族の話題を通して川田さんを知る
・家族がそばにいない状況への共感的態度

図 2　川田さんへのアプローチ

● 本事例の振り返り

　本事例で医療者は，川田さんの「痛くない」という言葉を，「アルツハイマー型認知症のため，痛かったことを忘れてしまうが，突発的に痛むことがあっても，痛みはおおむねコントロールされているのであろう」ととらえ，鎮痛薬の過量を防ぐことを優先し，これ以上積極的に鎮痛薬を使う必要はないと判断していた。しかし，川田さんの表情やしぐさを見過ごさず，「『痛くない』と言うのは，痛かったことを忘れてしまっているからなのか」と考えた看護師が多職種カンファレンスで発議したことが，川田さんの言葉をとらえ直すきっかけとなった。

　「痛くない」と表現する意味を皆で考えるため，認定看護師や作業療法士など，多職種の見解を交えて検討したことは，川田さんを理解することにつながるカギであった。さらに，川田さんに対する理解，川田さんにとっての最善を目指すために，多職種カンファレンスは何度も行われ，そのつど検討するということが積み重ねられていた。

　痛みは，「組織の損傷や障害の際に表現される不快な感覚および情動体験」[1)]

と定義されており，主観的なものである。そのため，痛みを体験しているその人が，どのような痛みを感じているのかを知ることが痛みの治療をする上での第一歩であり，最も重要な情報である。痛みの部位，「押されるような痛み」というような痛みの性状，痛みが強くなる時間帯やタイミング，鎮痛薬を使ったり温めたりしてみて痛みが和らいだかどうか，など，その人が感じていることを聞きながら痛みの特徴を把握し，病態や精神的苦痛などと合わせて包括的に評価し，全人的苦痛に対応する。本事例では，川田さんの表情やしぐさ，食事などとの関係から痛みの増強を感じ取っていた。また，家族がそばにいないという精神的苦痛や，川田さんらしく過ごせていないという社会的側面やスピリチュアルペインの観点からもアプローチが続けられていた。

　本事例では，川田さんがお腹をさすっているのに「痛くない」と言う理由について，川田さん本人から言葉で語られることはなかったが，痛みを適切に表現できない可能性など，いくつかのことが考えられた。1つの側面だけを見て思い込まないことが重要であろう。

　痛みは，表情やしぐさ，いつもとは違う行動で示される傾向があり，痛みがあるときに身体から発せられる非言語的なメッセージはたくさんある。そういうメッセージを医療者はいかに受け取ることができるか，その人にどれほどていねいな眼差しを向けているか，そのような姿勢が医療者には必要であると考える。そして，「その人らしく過ごすことができているか」という視点も，痛みへの対応として求められるのである。

（高野真優子）

引用文献
1) 日本緩和医療学会ガイドライン統括委員会（2020）：がん疼痛の分類・機序・症候群．がん疼痛の薬物療法に関するガイドライン，金原出版，p. 22.

参考文献
・AGS Panel on Persistent Pain in Older Persons（2002）：The management of persistent pain in older persons. *Journal of the American Geriatrics Society*, 50（56）: 205-224.

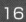

16 キウイフルーツは完食なのに

食べない理由は本人の側にあるのか，医療者側にあるのか

● 事例紹介

　太田良子さん，80歳，女性，アルツハイマー型認知症。既往歴に糖尿病，腎盂腎炎，腰痛がある。

　太田さんは，83歳の夫と2人で生活をしている。自立して入浴や食事，排泄することは難しく，夫の支援を受けているが，夫婦は介護認定の申請はせず，ほとんどの時間を2人で過ごしている。

　ある日，太田さんは腰痛が出現し，体動困難となったため，救急車で病院に搬送された。その際，腰痛に関しては異常はないとされたが，採血で高血糖であることがわかった。付き添ってきた夫が，最近，太田さんは食事摂取ができていないことや，糖尿病薬の飲み忘れが多いことを医師に相談し，診断の結果，糖尿病のシックデイ（発熱，食欲低下，嘔吐または下痢を伴う急性疾患の併発や外傷のストレスがあると，血糖のコントロールが悪化しやすくなる状態）[1] とされ，代謝・内分泌科で入院加療することになった。

　入院翌日までは，食事を配膳すると自力で半分ほど摂取が可能であったが，3日目以降は，ほぼ毎日，食事摂取量が1〜2割であった。食事を食べ始めても途中で手を止め，プライマリー看護師が介助すると，数口は摂取するが，途中で「嫌，嫌」と言って拒否する。理由を聞くと，「食べたくないっていうか，まずい。なんでこんなのしかできないかな」「これ何？　ご飯？　ご飯っていうのはね……」と，食事と認識していないような言動が見られた。また，食事中に外を眺め，音のする方向に気が向くことがあったため，「ご飯ですよ」と声をかけるが食べず，何度か促し続けると怒ってしまった。食事摂取量が少ないため，高カロリー輸液が開始された。

　入院中の日常生活では，ほとんどの時間をベッドで過ごし，時々ぼそぼそと独り言を口にしている。腰痛に関しては，食事時のベッドアップ*の際などに

「痛い」と言うのみであった。

　プライマリー看護師は，太田さんは静かに過ごしているため，治療に支障はないと考えていたが，今までのように自宅で生活するためには，輸液をしなくても済むよう口から十分な栄養，エネルギーをとってほしいと思っていた。

　この時期，実習を受け入れており，看護学生が太田さんを担当していた。学生は，会話や足浴などのケアや，太田さんの手が止まったときに食事介助を行っていた。学生が食事介助をするときには，食べない日（摂取量1〜2割）もあったが，5割食べられる日もあり，特に，キウイフルーツは完食することがあった。

　病棟では，週1回行っている退院支援カンファレンスで，太田さんの療養先について検討することになった。

　プライマリー看護師は，太田さんの食事摂取量が少ないこと，しかし，学生が介助すると5割食べる日もあるため，何らかの工夫をすれば食事摂取量が増えるのではないかということを，病棟看護師らに話した。また，時間をかければ摂取できるのではないかと疑問を投げかけた。

　病棟看護師らは，プライマリー看護師の話にうなずいてはいるものの，「食べない場合は高カロリー輸液をしているため，無理せず下膳している」「食後は配薬，バイタルサイン測定，翌日の検査説明などの準備があるため，太田さん1人に時間をかけることは難しいのではないか」という意見が出た。また，「学生が介助したときは，たまたま食べたのではないか」と言う看護師もいた。

　プライマリー看護師は，カンファレンスで話し合っても，太田さんは本当に「食べたくないから食べない」のか，ほかに支援方法はないのかと疑問が残り，解決の糸口が見つからなかった。そこで，医師，認知症看護認定看護師（以下，認定看護師），精神保健福祉士，公認心理師からなり，認知症患者とその家族に対する支援と，病棟看護師に支援方法を助言する認知症ケアチームに相談することにした。

● 本人・家族・医療者の食事に対する価値
本人

　食事に対する価値観は明らかではない。食行動としては，キウイフルーツな

ら完食したり，看護学生の介助で5割ほど食べたりする日がある。

夫

　妻の食事に関し，どのような思いや価値観を持っているかは明らかではない。

医師・病棟看護師

　口から食べてほしいが，食べないときには高カロリー輸液をしているため，無理にすすめなくてもよい。太田さんが食事を拒否したら食事は終了としており，太田さんの食事介助を諦めている看護師もいる。

プライマリー看護師

　看護学生が介助すると食べられる場合もあるため，食べないことにはどのような理由があるのか疑問に感じている。

● 本事例の倫理的問い：太田さんの食への意欲にかかわらず，食事介助を諦めてしまってよいのか

　もともと自宅では夫の支援を受けながら自力摂取していたが，摂取量が減っている。しかし，看護学生が介助すると5割摂取する場合があり，特にキウイフルーツは完食することから，太田さんが食欲がない，あるいは食べられない，というわけではないことがわかる。

　したがって，太田さんが食べないのは，本人の食への意欲の問題ではなく，何か別の理由があるからではないか。また，看護学生が時間をかけて食事介助をする場合の摂取量を考えてみれば，時間をかければ食べられるのに，時間をかけず，また，本人が食べないでいると看護師側が食べたくないものと判断して食事が下げられてしまう場合があるのではないか。看護師の忙しさを理由に，太田さんにとって十分な食事介助時間が確保されていない場合もあるのではないか。そのような可能性が考えられた。

● 看護師が行った具体的なアプローチ

（1）認知症の中核症状を踏まえた食事介助を検討

　プライマリー看護師が認知症ケアチームに太田さんの食事に関して相談したところ，チームメンバーからは，「痛みや身体的な要因があって，本来の力を出せていないのではないか」というアドバイスがあった。

　プライマリー看護師は，太田さんのシックデイは治療によって改善傾向であったが，ベッドアップの際に「痛い」と言うことを思い出した。そこで，医師，病棟看護師と話し合い，食事の 30 分前に鎮痛薬を使ってみた。すると，ベッドアップ時の「痛い」という言葉はなくなったが，食事摂取量は少ないままであった。

　食事摂取量に変化がないため，再度，チームの認定看護師に相談し，普段の様子や食事の場面を見て，一緒に考えてもらうことになった。

　プライマリー看護師と認定看護師は，太田さんの食事を観察した。病棟看護師が「太田さん，食べますよ」とていねいに伝えて食事介助を開始した。太田さんは，看護師が食事を介助するスプーンを見て，「わー，驚いたわ」と言って口を開け，そのまま摂取。そのように「驚く」ことは食事介助中に何度かあった。また，看護師が「おいしいですか」とたずねると，外を見ながら「あそこの建物には，あれがいて……」と脈絡のない話を始めた。2 割摂取した後に，「もういい」と言い，下膳となった。

　プライマリー看護師は太田さんの言動を振り返り，アルツハイマー型認知症の中核症状と照らし合わせてみたところ，① 短期記憶障害，② 時間や場所の感覚が曖昧であること（見当識障害），③「あれ」「それ」という抽象的な会話や，言葉のオウム返し（反響言語）（失語），④ 食事を食事と認識していないこと（失認），⑤ 窓の外を向く，音のする方向を見ること（注意機能障害）などは，中核症状ととらえることができた。認定看護師と一緒にアセスメントすると，認知症の程度は重度水準であることがわかった。

　そこで，太田さんの認知症の中核症状とそれに対する食事介助案（表）を認定看護師と考えた。① 短期記憶障害や② 見当識障害については，スタッフと信頼関係が築けるような日常会話を取り入れ，③ 失語（意味のわかりにくい言葉を含む発言など）には，遮らずに会話を続けること，④ 失認には，食べ

表　太田さんの認知症の中核症状とそれに対する食事介助案

中核症状	中核症状に対する具体的な食事介助案
① 短期記憶障害	短期記憶障害により，記憶の保持が数分程度であるため，食事介助するスタッフと太田さんが信頼関係を構築できるよう，食事の5〜10分前から日常会話をする。会話には，特に，好きなことや，好きだったことなど昔の話を取り入れるようにする。
② 見当識障害	
③ 失語	会話中に意味のわかりにくい言葉があっても，遮らずに続ける。
④ 失認	食べ物と認識できるように，「ご飯ですよ」などと伝える。
⑤ 注意機能障害	・食事に集中できるような環境整備をする（カーテンを閉める，食事中の会話は最小限とする）。 ・ベッドアップをする，水分にとろみをつけるなど，事前に食事の準備をする。 ・食事に気づけるよう，視界にスプーンをゆっくり入れ，食事があることを認識してもらい，太田さんが食事を見た，または口を開けたときに口にスプーンを入れるようにする。

物と認識できるように声かけをすること，⑤注意機能障害には，食事に集中するための環境整備，事前準備などを行った。

(2) 太田さんの認知機能に合わせた食事介助を実施

　食事介助案を踏まえて認定看護師が実際に食事介助をすると，太田さんは6割摂取することができた。また，プライマリー看護師や病棟看護師が認定看護師と同じように介助をすると，3〜4割と少しは増えたものの，十分なエネルギー量には満たなかった。

　プライマリー看護師は認定看護師から，

・認知機能が重度水準である場合は，日常生活動作（ADL）をいかに落とさないかが重要であること

・嚥下機能に問題がなくても注意散漫な状態であれば誤嚥し，肺炎になる場合が多いこと

・太田さんは食べられない日が多いが，安易に食事はなしにして輸液にするのではなく，味を楽しむことも重要であること

といったアドバイスをもらった。

　そこで，プライマリー看護師は太田さんと会話し，好きな食べ物について聞いてみた。すると，「今日はね，は，は，は，はなを入れる，そういうものを入れるの。私たちはそんなたくさんじゃなくていいから，甘いものをたくさん買うのもね，コーヒーかしら，私は外の方が好きというか，じゃあねって」と話し，看護師が「そうなんですか」と返すと，「そうなの，ふふふふ」と声を出して笑うなど，食べ物について，つながりは不明のところはあるが，太田さんなりの表現があった。

（3）夫の力も得て，太田さんが食事を楽しむという意味を考察

　太田さんは，嚥下する力はあるものの，依然として食事摂取量1〜2割であることが続いていた。そこで，今後の療養先を考えるため，食事支援に関して医師，病棟看護師，プライマリー看護師，認定看護師とでカンファレンスを行った。

　医師は，「食事摂取量が少ない状態であると点滴が外せないため，転院となる」と話した。

　プライマリー看護師は，太田さんが言葉の端々で「甘いものをたくさん買う」「コーヒーかしら」などのキーワードを口にしていたことを医師，病棟看護師に共有した。

　すると医師は，「太田さんは糖尿病ではあるが，食事を楽しんでほしい。持ち込み食でもよいだろう」という見解を示した。

　これらの話し合いを踏まえ，プライマリー看護師が太田さんの夫に電話をしたところ，「私がかかりつけ医から『男が料理できないと，妻がいなくなったときに困る』と言われたことをきっかけに，妻から料理を奪ってしまったんです。今思えば，それが認知機能の低下につながったのかもしれない」と，認知機能低下に対する思いを涙ながらに語り，「妻は東北出身でね，昔から塩辛いものが好きでした」「できることなら何でもしたい。介護認定の申請のことが落ち着いたので，これからは2〜3日に一度，何か持っていきます」と話してくれた。そして，夫が鯛茶漬けを持参すると，太田さんは完食した。

(4) 太田さんは「食べない人」ではなく，「好物は食べる人」という事実を共有

　太田さんの食事摂取量が少ない要因の一つに，看護師が太田さんの「もういい」という言葉から，すぐに食事介助を諦め，食事を下げてしまっている状況，加えて，スタッフの忙しさを理由に，太田さんだけに時間をかけるのが難しいという病棟看護師の考えもあった。そこには，介助が必要と判断されてはいるが，「食べない人」ととらえられてしまっている現実が見えてきた。

　夫の持ってきた鯛茶漬けを太田さんが完食したことは，プライマリー看護師にとって嬉しい事実であった。そこで，太田さんはキウイフルーツや鯛茶漬けのように好物なら食べるということを改めて病棟看護師に伝え，太田さんは決して「食べない人」ではないということを考えるきっかけにした。

　プライマリー看護師に喚起された病棟看護師らが，太田さんに合わせた食事支援方法と好物を取り入れることを実践したところ，食事摂取量は依然1〜2割の日もあったが，5割前後となる日が増えた。太田さんは，食事摂取量に合わせた糖尿病の管理を必要とするものの，自宅退院の方針となった。

● 本事例の振り返り

　認知症高齢者が病院食を摂取しないとき，「この人は食べない」と見なされてしまうことがある。しかし，そうした場合に看護師は「食べない理由は何であるのか」を医学・看護の視点から多角的にアセスメントすることが重要であるということを，本事例から学ぶことができる。

　廣川[2] は，「認知症の原因疾患から生じたさまざまな機能障害と認知症高齢者の心理面を理解しようと努め，なぜそのような行動を起こしているか考え，介入の糸口を見つけてアプローチしながら，自分のアセスメントが適切であるか常に考える。（中略）また，認知症高齢者が"食べられない理由"をケア実践者が理解することにより，認知症高齢者の重症度や障害に応じた食事支援方法が確立できる」と述べている。つまり，画一的な対応ではなく，認知症のステージに合った食事介助を探求し続けることが重要である。

　また，本事例では，医療者側が「忙しい，人手が足りない」という理由で食事介助にかける時間が少なくなり，それによって本人の食事摂取量も少なくな

りうることも示唆された。これは，太田さんの生命を守るためには不利益である。実際，認定看護師以外の看護師が介助しても2～3割の摂取であったが，看護学生が時間をかけて介助すると，5割摂取できていた。このような事実を糸口にして，太田さんがなぜ食べられないのか，食べないのかを探っていった。さらに，太田さんは糖尿病のシックデイの「治療」で入院したため，入院当初から嗜好品の導入は難しかったと推察される。

　認知症高齢者が食事摂取できなくなったときは，① 身体的な要因が影響しているのか，認知症が影響しているのか，あらゆる角度から食べない理由を考えること，② 認知症のステージに合わせた食事介助をすること，③ 本人が食べる環境を徹底的に整えること，④ 入院してからこれまでの発言や様子をチームで振り返り，本人の価値観，人生観，家族からの情報を共有し，それらを多面的に統合していくこと，そしてその間，一貫して⑤ 食べない理由を解明しようとし続けることが重要であると考える（図）。

　認知症が中等度以上であり，糖尿病を患う人に関しては，その判断基準となるHbA1cの目標値の緩和についてガイドラインに示されている[3]。そのため，嗜好品を取り入れられるかどうか，糖尿病の治療時期を見極め，医師と話し合うことも重要である。

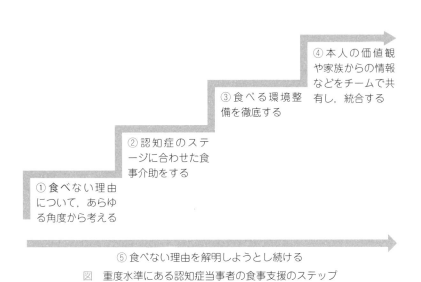

④ 本人の価値観や家族からの情報などをチームで共有し，統合する

③ 食べる環境整備を徹底する

② 認知症のステージに合わせた食事介助をする

① 食べない理由について，あらゆる角度から考える

⑤ 食べない理由を解明しようとし続ける

図　重度水準にある認知症当事者の食事支援のステップ

　嗜好品を取り入れる際，認知症があってうまく話せない場合でも，本人の視点に立ち，何が好きかをたずねることが重要である。本事例での，「甘いものをたくさん買う」「コーヒーかしら」などのように，ヒントを得られることがある。じっくり腰を据えて話をする時間が非常に重要であると，改めて考えさせられた事例であった。

（小橋章人）

註
＊：ヘッドアップ，ギャッジアップとも言う。

引用文献
1）日本老年医学会，日本糖尿病学会編著（2023）：高齢者糖尿病診療ガイドライン2023，p. 179.
2）廣川陽子（2020）：食事に課題のある認知症高齢者への看護—ケア実践者が困難を感じた7事例への実践を通して—．老年看護学（日本老年看護学会誌），24（2）：55-59.
3）日本老年医学会（2016）：高齢者糖尿病の血糖コントロール目標2016.
〈https://www.jpn-geriat-soc.or.jp/tool/tool_01.html〉

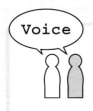

Voice

私の腕が杖代わりなんです

　私は79歳で，妻は76歳。今は2人で暮らしています。

　洗濯機を使うときに妻が，「これ，壊れてるんじゃない？」って言ったことがあったんです。でも壊れていないし，（妻の様子が）ちょっと今までと違うなと思ったんです。

　68歳のときに，○○大学病院で16日間入院して認知機能の検査をし，初期のアルツハイマー型認知症とわかりました。薬を3年くらい飲んでいましたが，かえってどんどん悪くなっていく。記憶力が悪くなっていく感じです。コーラスクラブ，編み物教室，絵手紙教室も喜んで通っていたんですが，コーラスクラブは歩いて20分くらいの場所なのに，終わって4時間くらい経過しても帰ってこない。本人いわく，「頭が真っ白になって，帰れなくなった」ということがありました。

　あるときには，「隣の人がうちの植木鉢を盗った」と言い出して。その後，今度は「また家に上がってきて，パスポートを盗った」と言うんです。たまたまなくなったというだけだったんですけどね。

【妻：あそこに金のなる木が咲いている。ピンクの花，咲いている。あれ持っていってしまったの。玄関前から家の裏側にみんな移しちゃったの。こっちに来てみて！　きれいでしょう。枝が落ちるでしょう，かわいそうで，植木鉢に挿しておくと根づいていくの。】

　それで，このように玄関まわりに防犯カメラを付けました。妻が安心するんじゃないかと思って。3台付けていて，このモニターに常に映っている。後で再生すれば，本当に盗ったのかどうかわかるでしょう。

【妻：そうですね，安心。】

　以前は妻もこのモニターの操作ができましたから，よく触って見ていました。でも，巻き戻して見ても盗られた映像は映ってないんです。さっき鶴若さん（聞き手）がうちに来て玄関の前に立ったとき，玄関ドアがすっと開い

たでしょう。妻が防犯カメラの映像で，歩いてきたのを見ていたんですよ。

「赤いスカートをはいた小学校5年生くらいの女の子が家の前にいる」なんて言うこともありましたね。幻覚が出ていたのだと思います。病院を変え，薬を変えたところ，幻覚はそのときの1回でなくなりました。今は要介護3ですが，食事やトイレは自分でできます。でも，外には1人では出ません。70歳のとき，膝関節の手術をしていて，両膝に人工関節が入っているんです。「転んだら寝たきりになるよ」って医師に言われていますから，気をつけています。リハビリ主体のデイサービスにも通っています。

【妻：楽しいです。運動器具もたくさんあるし。足の方はあまりやらないんですが，階段を昇る練習，5段くらいやって「登頂成功！」って言うと皆で拍手してくれるんです。いつも楽しいです。今が一番。】

そう，隣の人が植木を盗ると思い込んで，「引っ越したい」って言うこともありましたね。だからいろんなところを見にいきました。私はここから出るつもりはないけど，引っ越す家を見れば安心するんだろうなって。遠いところでは広島の福山まで，新幹線の日帰りで行きました。あと，都内では八王子とか町田とかの家を見に。

【妻：福山雅治が好きだったし（笑）。】

結婚51年になりますが，結婚してから今まで，自分の一番の趣味は寝ることだって。何時間でも寝るんです。昼間でもね。私も睡眠の術を教えてほしいと言っているんですよ。

【妻：学校のときからずっとだから。授業中でも先生は「人に迷惑をかけないので，うつぶせで静かに寝ているなら」って。】

認知症の家族会に関わり始めたのは，5年くらい前から。認知症の本をたくさん読みました。認知症の家族の介護をしている人がどういうふうに生活しているのか知りたいと思って。今は3つの家族会に関わっています。それぞれの家族会で特徴があって。「百人百色」。症状も違うし，家族関係も違って，どういう生活しているかも違う。ただ共通しているのは，徘徊すると大変だってどこの家族会の人も言っていました。食事ができない，排便や排尿ができないとか。うちはまだそこまでではない。いつも一緒に運動を兼ね

て散歩，買い物に出かけます。腕を組んでいるので，皆，「仲いいわね」と言うけど，私の腕が杖代わりなんです。

【妻：そう見られるのね。夫の腕がないとね。】

　あとは旅行に……三浦半島にはたびたび行きます。（新型コロナウイルス感染症が流行する前までは）年に2〜3回，行っていました。

【妻：お部屋がいつも同じ，迷子になることない。プールも広いし，プールで歩くの。】

　今，人生一番楽しているときですね。会社に勤めていれば，大変なこともあったし。今は寝られるときに寝て，好きなテレビを見たり，本を読みたいときに読んだり，自由だなってむしろ思いますよ。何の制約もないので。今は，仕事を持っていないから。妻が自立できなくなれば，皆と同じように思うかもね。でも，今のところ，そういう感じはしない。

　あとどれくらい一緒にいられるのかなって。女の人は寿命が長い。あと10年しか一緒にいられないのかな。妻には安心させるために30年って言ってるんだけど。私がトイレに行くときまで，「どこ行くの？」って言うんです。

【妻：心配です，どこ行っちゃうんだろうって。気になって心配しちゃう。長生きしてくれれば。私1人になったら生きていかれませんから。】

　依存症がひどくなっています。3〜4歳の子がお母さんを探す感じです。

　以前はお風呂に1時間くらい入っていたんです。なんでそんなにかかるのかなって，こっちも入ってみたら，同じところを何度も洗っている。そこで，一緒に入って，妻が頭を自分で洗ったら，シャワーで流して，背中だけ洗ってやるんです。でも見ていると，また頭を洗おうとする。「それ，さっきやったよ」って言ってやる。そうすると，20〜30分で上がれるようになりました。

【妻：（「ご主人はいろいろ器用ですね」と聞き手が声をかけると）器用になってしまった！】

　うまいこと言うじゃん，座布団1枚！

（鶴若麻理／語り：E氏夫妻）

「私には３人以上いる。だからきっと大丈夫だ」と思ってやってきました

　私は 70 代で，夫は 80 代。96 歳の実母を４年間，自宅で介護し，看取りました。母はもともと，父と他県に暮らしていましたが，２人とも病弱なため，私の家から車で 15 分くらいのところに住んでもらいました。

　最初のころは，母の認知症はそれほどひどくないと思っていました。でも，あるとき，買い物先で，母が支払いのときに１万円札しか出さないことに気づきました。「もしかして，小銭管理ができないのかな？」って思いました。それに，心不全で母が入院したとき，家から大きな薬の袋がいくつも出てきて，薬剤管理ができず，薬が全然飲めていなかったこともわかりました。母はもともと，慢性心不全と肺がんも患っていました。

　父が亡くなってから，私の家で同居での母の介護が始まりました。それから１年くらいで，私の名前がすぐ出てこなくなりました。でも，世話になっている家の主に対する，ある種の緊張感からでしょうか。私の夫の名前は，たずねられれば最期までフルネームで答えていました。

　時々，部屋で物音がして見に行くと，母がうろうろ歩いていて，「どうしたの？」と聞くと，「私のバッグがありません」と始まって，「なんで必要なの？」と聞くと，「あんパンを買いに行きたい」と言い出します。母は，こしあんのあんパンが大好きでした。そういうことが始まったとき，私は最初，怖いことになったなって思いました。ベッドのまわりだけではなくて，玄関のドアの前に裸足で立っていたこともありました。理由はいつも，「あんパンを買いに行きたい」でした。買いに行けないことを伝えると，そのときは「あっ，そうですか」って言うのですけどね。

　それと，自分はどこに帰ればいいのだろうっていうのはすごく思っていたようでした。「は〜」とかため息をついて，「私はこれからどちらに帰ればいいのでしょう」って。「ここでしょう。お母さんのおうちは」と私が言うと，「わかりました」って言って，涙ぐんでいました。娘と同居して，安心でき

る家だという意識が母になかったのは，寂しかったけれど，仕方がないですね。

　また，母は私に対して，「そうでしたか」とか，何につけても敬語を使うようになりました。そういうことが続いて，あるとき気づきました。訪問看護師さんをはじめ，いろいろな人が母の介護のために出入りする中で，娘である私のことも身内として認識できずに，ご無礼があってはいけないからと思って敬語を使うのかもと。それは本人が導き出した対処法なのではないかと思います。ああしてほしい，こうしてほしいということは，たぶんがまんしていたのだと思います。

　母からは，「ありがとうございました」など，心地よい言葉をたくさんもらいました。でも，やはり，具合が悪くなってから同居するのはあまりいいことじゃないと，楽しい時間を共有するときから同居していればと思うところもあります。

　すごく困ったことがあります。母の介護と（新型）コロナ（ウイルス感染症）の流行時期がリンクしていたこともあって，同居家族3人とも感染してしまいました。そのとき，いつも利用していた訪問看護などが感染を理由に来られなくなってしまって，あのときは誰か亡くなってもおかしくないと思いました。母はひどい便秘でお腹を痛がっていたし，やっと看護師さんの顔を見たときは，本当に助かったと思いました。コロナ禍においても，在宅患者を見捨てない体制の構築は，自治体の急務だと思っています。

　母は，夜中も2時間おきにお水を欲しがりました。母にお水を飲ませて，隣のベッドで少し寝ると，次はトイレでまた起きて，という状況でした。母の介護を始めてから，私はすごくやせてしまいました。

　母が心不全で入院して，私の娘とお見舞いに行ったら，コロナの影響で面会ができなくて，見えるところまで看護師さんが連れてきてくれたとき，母が泣かんばかりに私たちの名前を呼んで，車椅子から落ちそうになっているのを見ていたので，「この人はもう，入院させられない」という覚悟はありました。「施設に入れちゃいなさいよ」と言う人もいたけれど，私を支えてくれたり，愚痴を聞いてくれたりする友達の存在にも助けられました。友

達，訪問看護ステーション，あとは身内，本当にまわりの人に助けられました。最初は，私は夫の親の介護をしていないから，自分の親だけ夫にも看させることへの負い目がありましたが，だんだんと夫が私の母の介護に参加してくれるようになりました。それに，私の妹が毎月，電車を乗り継いで3時間かけて2泊3日で介護に来てくれていたし，週末には私の娘たちも来てくれました。娘用に隣に部屋を用意していましたが，母の隣で寝てくれていました。悪いなと思いながらも，妹や娘が来たときには，夫も私もよく寝られました。

　介護を始めるときから，ずっと，支えにしていた言葉があります。娘が昔，学校で習ってきて，「介護をするには，最低3人は必要なんだって」と私に言いました。思えば，私には3人以上いる。だからきっと大丈夫だと思ってやってきました。

（那須真弓／語り：矢野優子氏）

2-6　　大事なことが，まわりの都合によって決められていないか

17　もうこれからは 1 人で暮らすのは無理よ

本人が意思表明しているのに，
家族の意向で退院先を決めてよいのか

● 事例紹介

安藤澄子さん，78 歳，女性，血管性認知症。

安藤さんはアパートで独居しており，夫とは離婚。2 人の娘のうち，長女は週に 1 回，身のまわりの世話をするため，隣の県より車で片道 1 時間程度かけて訪問している。次女とは疎遠。

1 か月前，安藤さんが呼吸困難で動けなくなっているところを長女が発見し，救急要請して大学病院に搬送され，慢性心不全の急性増悪の診断で入院した。安藤さんは 5 年前に慢性心不全と心原性脳梗塞と診断されており，その際，血管性認知症の診断も受けていた。認知症についての本人の病識は曖昧で，直前の出来事であっても，記憶に残っていることもあれば，忘れてしまうこともあり，症状の変動が見られた。

大学病院での治療により，労作性の呼吸困難の症状は落ち着いたが，入院中の安静臥床による全身の筋力低下が認められ，リハビリテーションの継続と退院に関するサービス調整目的で，他院の地域包括ケア病棟へ転院した。

地域包括ケア病棟に転院時，要介護 3 で，「改訂長谷川式簡易知能評価スケール」（HDS-R）のスコアは 20 点。大学病院でのリハビリテーションでは杖歩行の練習を行っており，病棟では看護師見守りのもと，歩行器を使用して歩行することができた。

転院初日に，安藤さん本人と長女，医師，看護師，医療ソーシャルワーカー（以下，MSW）で退院先に関する話し合いを行った。医師からは，退院に向け，心不全の治療とリハビリテーションの継続が必要であると説明があり，安藤さんと長女に退院先の希望について確認した。長女からは，自分が遠方在住

のため見守りができず心配であり，施設に入ってほしいと希望する発言があった。一方，安藤さんからは，「私は自宅に帰りたい。施設なんて嫌。大丈夫です，今までだって1人でやってきたんですから」との発言があり，自宅への退院を希望した。しかし，「もうこれからは1人で暮らすのは無理よ，お母さん」と長女に言われると，うつむき，黙り込んでしまった。最終的には，医師からの「心不全は急性増悪を繰り返すたびに状態の悪化や日常生活動作（ADL）の低下が予測されるため，食事や内服の管理のできる施設で生活した方が安心でしょう」との説明と，長女の希望も踏まえ，退院先は施設という方向性になった。

しかし，転入以来，安藤さんは看護師が訪室するたびに，「やっぱり家に帰りたいの。何か方法はないかしら。自分で生活できるのよ。ご近所にお友達もいるし。ねえ，何とかならない？」「娘も心配で言ってくれているのはわかっているの。だから強く言われると，何も言えなくなっちゃって……」などと話し，施設への退院に納得していない様子であった。

● 本人・家族・医療者の退院先に対する価値（図）

本人

自宅に帰りたい。自分で生活できるし，施設は嫌だ。近所に友人もいて，関係性を大切にしている。

長女

遠方在住で母親を見守ることができず心配だ。常に母親の身のまわりの世話をしてくれるような施設で暮らしてほしい。

医師

心不全は急性増悪を繰り返すたびに，症状の悪化やADLの低下が予測されることから，飲水管理を含めた食事や内服の管理をしてくれる施設での生活の方がよりよい。それが安藤さんにとって最良の選択（善行）である。

【長女】
• 母親の身体が心配
• 施設なら常に人がいて安心

【本人】
• 自宅に帰りたい
• 近所の友人との関係が大切

【医師】
• 心不全の増悪を防止したい
• 施設なら食事・服薬管理を
　してくれるため安心

【看護師】
• 心不全の増悪を防止したい
• 自宅での生活，近所の友人との関係維持を
　希望する安藤さんの思いを尊重したい

図　本人・関係者の退院先に対する価値

看護師

　医師と同様，心不全の増悪を回避したい。一方，安藤さんが自宅への退院を強く希望していることが気になっている。施設での生活が本人にとって最良の選択であるかは疑問である。

● 本事例の倫理的問い：本人の意向と異なる家族の意向で退院先を決めてよいのか

　看護師は，安藤さんが自宅に帰りたいという意向を必死に伝える様子を見て，それを実現するための検討もなく，長女が希望するように施設を退院先として早々に調整してしまっていることに疑問を感じていた。しかし，具体的な課題ははっきりしなかったので，病棟看護師間で行う退院調整カンファレンスで，その疑問を投げかけた。すると他の看護師も同様の疑問を感じており，食事や飲水管理，内服管理さえできれば，自宅への退院はできそうだとの意見もあがった。さらに，別の看護師からも，訪問看護を利用して，食事指導と「お薬カレンダー」（服薬カレンダー）への薬のセット，体重などの状態観察をしてもらってはどうかという意見や，安藤さんの独居生活の継続に関する長女の

心配を軽減する関わりが必要だとの意見が出た。配食サービスを利用してはどうかとの提案もあったが，介護保険の範囲外である可能性があり，長女との話し合いが必要ということになった。

　結果，心不全の増悪を防ぎ，希望する自宅で1人暮らしを継続するには，以下の3つの課題があることがわかった。

　　① 退院後の内服管理
　　② 退院後の食事や飲水摂取の管理
　　③ 安藤さんの独居生活継続に関する長女の心配の軽減

● 看護師が行った具体的なアプローチ
（1）自宅での内服管理の準備と練習

　まず，看護師は，自宅への退院が実現できるよう協力したいと安藤さんに伝えた。そして，そのためには，訪問看護や訪問介護，配食サービスなどを利用することに加え，安藤さん自身にも入院中から薬の内服練習や退院後の食事や飲水摂取について理解してもらうことが必要であるということを繰り返し伝えた。安藤さんからは，「家に帰れるのなら，私，頑張ります」と，意欲的な発言があった。

　まず，訪問看護師が自宅に来て，1週間分の薬を「お薬カレンダー」にセットしてくれること，それを安藤さんが自分で1日分ずつ飲むことになるということを，静かな環境下で，順を追ってゆっくりとした口調で，安藤さんの理解の様子を確認しながら説明し，「入院中に一緒に『お薬カレンダー』を使用して練習をしましょう」と提案した。安藤さんからは，「ここに入れてある薬を飲んで，殻を入れておけばいいのね」と，説明を理解しているようだった。

　練習開始から3日目までは，説明した内容を忘れてしまうことがあったが，そのつど内服の必要性や「お薬カレンダー」の具体的な使用方法を，時間をかけて何度も話し，練習開始1週間後には，「お薬カレンダー」に1週間分セットした薬を忘れることなく内服できるようになった。

　看護師は，安藤さんと自宅退院に向けて「お薬カレンダー」を使用した練習を行い，内服できたことをチームと共有し，本人の希望である自宅での生活の実現に向けてさらに支援していくことになった。

（2）本人が長女に気持ちを話せるよう準備

　看護師は，「娘も心配で言ってくれているのはわかっているの。だから強く言われると，何も言えなくなっちゃって……」という安藤さんの発言が気になっていた。このまま話し合いの場を設定しても，安藤さん自身では長女に希望を伝えることができないと考えられた。

　そこで看護師は，「自宅に帰るためには，安藤さんが自宅で安全に生活できると娘さんに納得してもらう必要があるので，もう一度，話し合いをしましょう」と話した。しかし安藤さんが，「ちゃんと言えるかしら」と不安な様子を見せたため，「話し合いの場では，安藤さんの気持ちをしっかり伝えられるよう，私もお手伝いします。安藤さんが近所のお友達との関係を大切に思っていることや，『お薬カレンダー』を使ったお薬の内服練習も行って，しっかり飲めていることを話しますので，安藤さんは率直に自宅に帰りたいという気持ちを話してください」と伝えた。すると，「そうですか。それなら言えそうです」と，安心したようだった。

（3）本人と長女が話し合う場の設定と，長女の不安軽減

　看護師は，長女に電話し，医療チームとしては安藤さん本人の希望に沿った支援をしたいこと，サービス調整も可能であるし，入院中に一緒に内服の練習をし，できるようになっており，もう一度話し合いをしたいと伝えた。加えて，リハビリテーションの進捗を見学してほしいという提案もした。

　話し合いでは，まず医師から，現在の安藤さんの心不全の症状は内服治療や飲水制限により改善しつつあること，安藤さんが強く自宅退院を望んでおり，それに沿いたいということ，医療者間の話し合いにより，在宅でのサービスの調整で心不全の増悪を防ぎながら自宅で生活していくことが十分可能と考えられることを伝えた。そして看護師からは，薬と体調の管理には訪問看護を利用できるということ，すでに退院後の訪問看護師による薬のセットを想定した内服の練習を行い，内服できているということを，詳しく説明した。

　しかし長女は，母親の身体が心配だと言い，やはり自宅へ帰ることに賛成していない様子であった。それに対し安藤さんは，「施設には行きたくないの……」と小さな声でつぶやき，うつむいてしまった。看護師は，長女に対し，

安藤さんは仲のよいご近所さんと会えなくなって寂しいのだということも伝えた。すると安藤さんが，「そうなんです。毎日のようにお話ししているお友達なんです」と発言した。しかし長女は，「それでも命には代えられない」と言い，納得できない様子であった。

　そこで看護師は，訪問看護の利用に加え，訪問介護による身のまわりの掃除や買い出しなどの支援もあれば，安藤さんの状態を継続的にフォローできると説明した。また，塩分制限食などへの対応もできる配食サービスについては，MSW から詳しい説明があると伝えた。それを聞いた長女は少し安心した様子で，安藤さんが「家に帰っても，手伝いに来てくれる人もいるみたいだし，安心よね」と発言すると，「お母さんがそこまで言うなら，それが一番かもしれないわね」と，自宅への退院に対する肯定的な意見を口にし，安藤さんの退院先は自宅とする方向性となった。

（4）退院後の食事・飲水管理への支援

　まず，栄養士により，安藤さん本人と長女を対象に，退院後の生活に向けた栄養指導が行われ，塩分制限食や水分制限の必要性と具体的な調理方法などについて説明された。

　その後，安藤さん・長女・MSW・看護師間で配食サービスの利用に関する話し合いが行われた。看護師からは，自宅での生活では，飲水量は医師の指示である 1 日 1 L 程度までとすること，心不全増悪の早期発見のためにも体重の増加に注意が必要であることを説明した。長女からは，「いろいろ食事や水分の摂取には気を使わなければならないことを理解したので，現実的にそれが守れそうな方法として，配食サービスを利用したいと思います。それから，母が水分制限を守れるように，1 L 入りの水をたくさん買って，1 日 1 本だけ飲むようにすることにします」との発言があり，安藤さんも，「食事はとても大変そうなので，そうします。飲み物の量も，娘の言うことを聞きながら気をつけたいと思います」と話した。

（5）長女によるリハビリテーションの見学

　安藤さんのリハビリテーションの時間に長女を招き，歩行や階段昇降の様子

を見学してもらった。理学療法士から，心不全の症状である労作性の呼吸困難もなく，杖歩行の練習を行っており，退院後は杖を使って問題なく生活できると予測されるとの説明があった。長女からは，「とても頑張っていて，思っていたよりも動けていて，安心しました」という言葉が聞かれた。

　内服管理や体調管理目的で訪問看護を，食事に関しては訪問介護と配食サービスを利用することとなり，長女も，「これならお母さん1人で何とか生活できそうね」と言い，安心した様子であった。

　その後も安藤さんは，心不全に伴う労作性の呼吸困難の症状が出現することもなく，リハビリテーションの結果，杖歩行が可能となるまでにADLの改善が見られ，本人の希望していたように自宅へ退院することができた。

● 本事例の振り返り

　本事例において，当初は安藤さんの退院の方向性を，本人の希望である自宅ではなく，家族の希望である施設として調整を開始した。

　その背景としては，安藤さんが血管性認知症を患っていることから，入院の原因になった心不全の増悪に関して，内服管理や飲水制限，食事管理の必要性を理解できないと医療者も家族も考えていたということがあった。箕岡[1]は，このように認知症による能力の過小評価に伴うさまざまな権利が奪われるようなケースは「ディメンチズム」と言われ，認知症による差別の問題が含まれていると指摘している。本事例でも，認知症による本人の能力の過小評価があり，結果として，本人の意思が尊重されず，家族の意向で退院先が決定されそうになってしまった。

　しかし，安藤さんが患っている血管性認知症の特徴として，認知機能障害の症状の強さは，その時々によって変動するとされている[2]。実際，安藤さんは血管性認知症ではあるが，認知機能が保たれている部分も多く，看護師などの医療者が説明する内容に関しても，繰り返し行えば理解は良好であった。

　また，実現が可能か否かは別として，患者本人の希望があるのであれば，最初にその希望の実現に向けた話し合いが行われる必要があると考える。実際，「自分がこれほどまでに自宅への退院を希望しているのに，それについて話し合われることもなく，長女が希望するように施設に行くと決まってしまうの

か」と，安藤さん自身も大変な憤りを感じていたであろうことは，安藤さんが看護師に再三訴えていた様子からも見て取れる。

　本事例においては，まずは本人の自宅に帰りたいという希望を実現するための課題を明らかにし，その課題の解決に向けて安藤さんの認知機能や ADL などの「持てる力」を把握した上で，本人に順を追って何度も説明したり，内服練習をしたりして，自信を持ってもらえるようにサポートした。加えて，話し合いの場で自分の思いを伝えるための準備をしたり，家族の不安軽減のために本人の実際の日常生活の状況（リハビリテーションの様子）を見てもらったりしながら，本人の希望に沿った療養先の決定を支援したのである。

（山隈岳大）

※本項は，読売新聞社の医療・健康・介護サイト "yomiDr."（ヨミドクター）に本書編者・鶴若が連載中のコラム「看護師のノートから〜倫理の扉をひらく」〈https://yomidr. yomiuri.co.jp/column/tsuruwaka-mari/〉に掲載した記事［2022 年 12 月 8 日公開］で初出の事例について，読売新聞社の許可を得て，当該記事の一部を利用し，大幅に加筆して再構成したものである。

引用文献
1）箕岡真子（聞き手：池脇克則）(2014)：認知症患者のがん．ドクターサロン，58（3 月号）：28 (188)-32 (192).
2）長谷川和夫監修，本間昭，永田久美子編集 (2014)：知っておきたい認知症ケア最前線―理解と実践―，ぱーそん書房，p. 75.

18　自分が家で父を看られない以上，仕方ないです

転院先の食支援体制によって栄養摂取の方法が
決められてよいのか

● 事例紹介

　大内誠二さん，86歳，男性，血管性認知症。

　大内さんは，高校卒業後から70歳まで，洋食屋を営んでいた。4年前にラクナ梗塞を発症したが，目立った後遺症もなく，自宅で生活していた。しかし，3年前に妻が他界してからは，時折，約束の時間が守れないことや辻褄の合わない言動が見られるようになり，脳血管障害に起因する軽度認知障害（mild cognitive impairment; MCI）と診断された。それ以降は，記憶障害によってコンロの火を消し忘れるようなことがあっては危険だと心配をする長男夫婦のすすめもあり，火を使用しない調理や長男夫婦の差し入れで食事をとっていた。大内さんは，火を使用した調理が行えないことに最初は不満を訴えたが，最近では，長男夫婦の差し入れを自分でアレンジして食べることも楽しみの一つとしていた。

　ある日，長男が自宅を訪れた際，声をかけても返答がなかったので，中に入ってみると，大内さんが台所に倒れていた。長男が救急車を要請し，大内さんは急性期病院に搬送され，アテローム血栓性脳梗塞と診断されてそのまま入院となった。入院時は声かけに開眼することも，声を発することもない状態であり，唾液によるむせも認め，経口摂取が困難であったため，経鼻経管栄養法により，栄養や水分を摂取している状況であった。

　入院から14日経過後も覚醒の状態に変化がなく，痰を自力で喀出することもできず，吸引を必要としていた。意識障害が続いているが，治療後の病態は安定しているため，急性期病院退院後の療養について，長男，主治医，病棟看護師で検討がなされた。医師からは，意識障害があり経口摂取が行えないこと，意識障害が改善した場合も，今回の脳梗塞の発症により血管性認知症も悪化する可能性があることなどが伝えられた。

　長男は，「今までは，時折，辻褄の合わない言動があり，困ったこともありましたが，近所の人のサポートもあり，私が仕事をしていても，父は自宅で生活することができていました。慣れ親しんだ自宅で生活させてやりたい気持ちはありますが，私も仕事があるので，今以上のサポートは難しいと思います」と話した。そのため，介護老人福祉施設（以下，特別養護老人ホーム）や医療療養型病院（以下，療養病院）が急性期病院退院後の療養先として候補にあがったが，近隣の特別養護老人ホームでは夜間の吸引の可能な施設がなく，療養病院に転院する方針となった。その際，主治医より，経管栄養の投与期間が4週間以上の長期に及ぶ場合や，長期になることが予想される場合は，ガイドラインにより胃ろうが推奨されることも併せて説明された。しかし，療養病院は医療依存度が高い人のための病院で，医療依存度の高い患者が優先的に入院できることから，急性期病院での待機時間を短くするために，長男の同意のもと，胃ろうより医療依存度が高く，点滴が長期間に及ぶ際に推奨される中心静脈栄養への切り替えが行われた。

　その数日後，大内さんが時折，開眼するようになっており，痰の量の減少も認めていることから，看護師が摂食嚥下機能評価を行ったところ，ゼリーでのむせはなく，また，「おいしいですか」という問いかけに対して，「はい」という一言のみではあったが，笑顔で返答があった。3食ゼリーから経口摂取を開始し，3日後には昼のみペースト状の食事で，朝食と夕食はゼリーを摂取できるようになった。しかし，大内さんの覚醒の状態には変動があり，必要栄養量をすべて口から摂取することは難しい状況が続いていた。そのため看護師は，大内さんの覚醒状態が改善し，経口摂取量が増加することを目標に掲げ，日常生活援助の際にも，使用する物品，たとえば，歯みがきのときであれば歯ブラシを握ってもらい，目で見てもらうなど，大内さんの五感を刺激するように工夫をして関わっていた。

　そのような中，療養病院より，1週間後に転院の受け入れが可能であると連絡があった。院内の医療ソーシャルワーカー（以下，MSW）より，療養病院では経口摂取と中心静脈栄養の併用ができないという情報を得ていたため，主治医からは，あと1週間で必要量の栄養と水分を経口摂取できるようになるのは困難であり，療養病院での経口摂取の継続ができないことから，経口摂取は

中止して，療養先への転院準備を進めるという方針が示された。長男にも医師より説明を行ったところ，「自分が家で父を看られない以上，仕方ないです」との返答であった。

● 本人・家族・医療者の経口訓練を継続することに対する価値（図）

本人

　もともと洋食屋を営んでおり，閉店後も自身で調理し，食事をしていた。現在は意思疎通のできる状況ではなく，明確に自身の希望を述べることができないが，経口摂取時，「おいしいですか」との看護師からの問いかけに，笑顔で「はい」と答えている。

長男

　父親に慣れ親しんだ自宅で過ごしてもらいたい気持ちはあるが，自身も仕事をしていることから，これ以上のサポートは難しく，療養病院への転院や，口から食べることを断念することも致し方ない。

医師

　必要量の栄養や水分が経口摂取できるかどうかは不確かな状況であり，療養病院の受け入れ態勢に応じて，予定どおりに転院の準備を進めるのがよい。

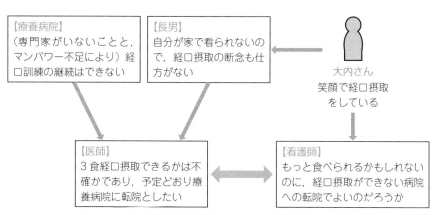

図　経口摂取継続に対する価値の対立

看護師

大内さんの覚醒状態が改善し，経口摂取量が増加するよう支援したい。

● 本事例の倫理的問い：経口摂取が一部可能であるのに，転院先の都合で経口摂取を中止してよいのか

看護師は，日常生活援助の中で，なるべく五感を刺激する関わりをすることによって，大内さんの覚醒の状況が改善してきていることから，今後，さらに経口摂取ができるようになるのではないかと考えていた。そのため，療養病院への転院がすでに1週間後に迫っているものの，入院から14日経過後の病状説明時に比べると大内さんの状況はよい方向に変化しており，経口訓練が継続できない療養病院への転院をこのまま進めてよいのだろうかと，疑問に感じていた。

一方で，医師の示した方針の背景には，経口摂取を目指すことによって大内さんの入院期間が長くなれば，他の急性期治療を必要としている患者の入院を受け入れられなくなると考えられ，社会資源の配分や病院経営上の問題も含んでいることを認識していた。

● 看護師が行った具体的なアプローチ

（1）必要量の栄養・水分摂取が経口で可能かを評価

転院先の療養病院では，経口摂取と中心静脈栄養の併用は困難であることから，看護師は，療養病院転院までに大内さんが本当に必要量の栄養と水分が経口摂取できるようにならないのか評価することを医師に提案した。そしてまずは朝と夕の食事をペースト食に，次いで，3食をペースト食とすることになった。大内さんは，覚醒の状態がよいときには，自らスプーンを持とうとする様子も見られたが，覚醒の持続が難しく，覚醒の状態が悪くなるとむせが出現するため，朝食と夕食の摂取は半分程度にとどまり，必要量の水分摂取も困難な様子であった。そのため，経口摂取と中心静脈栄養を併用せざるをえない状況であった。

（2）転院先の療養病院で経口訓練の継続が困難であるかを確認

　看護師は，MSW を通じて，転院先の療養病院に連絡をとり，現在の大内さんの摂食嚥下状況を伝えた。3 食ペースト食を摂取しているが，朝と夕は覚醒の持続が難しく，半量の摂取にとどまり，必要水分量の摂取も十分でないことから，中心静脈栄養を併用している。しかし，覚醒の状態によっては，今後さらに経口摂取が行えるようになる可能性があるため，経口訓練の継続ができないかと，再度確認した。

　療養病院の看護師からは，院内に摂食嚥下の専門家がおらず，マンパワーも不足しているため，経口摂取と中心静脈栄養を行うことは難しく，栄養投与方法はどちらかに決めてほしいとの回答があった。

　そこで，訪問歯科診療の導入と，診療の際に経口訓練を実施することを提案したところ，それまでに例はなかったものの，訪問歯科診療が介入し，週 1 回ではあるが，転院先の療養病院で，経口訓練が継続できることとなった。

　転院後しばらくして長男から病棟に電話があり，「（転院して）3 か月経ったくらいからでしたかね，だんだん口から食べられるようになって，今はもう点滴（中心静脈栄養）はしていないんですよ。あのときは，家に帰ること，口から食べること，いろいろなことを父に諦めてもらうしかなくて，おいしい食事に人一倍こだわって生きてきた父に申し訳ない気持ちで一杯でした」と語られ，大内さんが療養病院で 3 食経口摂取できていること，そして，療養先を選択する際，長男がどのような気持ちを抱いていたかを知るに至った。

● 本事例の振り返り

　血管性認知症は，脳卒中発作の後，またはそれに随伴して階段状に認知機能障害が増悪することが典型的である[1]。また，全身性合併症・随伴症状として，嚥下障害を合併することもある。本事例では，入院から 14 日経過後，退院後の療養についての話し合いが持たれた時点での患者の病態で判断され，摂食嚥下の専門家がおらず経口摂取を継続する体制も十分ではない療養病院に転院する方針となった。しかし結果的には，急性期病院に入院している間に，少量の食物を利用した経口訓練を行えるまでに患者の意識障害と嚥下障害が改善し，転院先の療養病院でも経口訓練が継続できて，3 食，経口摂取が行えるま

でになった。

　脳卒中後の摂食嚥下障害の頻度は，報告によりさまざまだが，発症直後の有病率は 51％，7 日後は 27％，6 か月後は 5％ であったことが，Smithard ら[2]により報告されている。

　これらのことより，脳血管疾患の再発によって嚥下障害を呈したとしても，急性期病院を退院後も継続的に食支援が提供されることが必要であることがわかる。

　本事例の患者には意識障害，自発語の乏しさがあり，明確に本人の希望を確認することは困難であった。しかし，限られた表現ではあるが，「おいしいですか」との問いかけに対し，笑顔で「はい」と答えられるようになっていた。このように，本人の応答や機能面が改善しているにもかかわらず，当初，そのことを大切にし，機能に応じた栄養摂取方法や療養先の再検討がなされなかったことが問題であった。療養病院において，訪問歯科診療も導入しなかった場合，経口訓練が中止になり，本人のその後の生活や人生に大きな影響を及ぼしたものと考えられた。

　また，転院後に長男と電話でやりとりをした中で，本人が人一倍おいしい食事にこだわって生きてきたことが語られ，長男も療養病院への転院について承諾はしているものの複雑な心境にあったことがわかった。このことから，医師から転院先についての方針説明があった際に長男の発した「仕方ないです」との言葉の真意や，本人が意思表示のできる状態であれば何を希望するかということを慎重に検討すべきであったと言える。

　さらに，退院調整は，入院後のある一時点のみの患者の状態から判断するのではなく，将来像が最終的にはどうなるのかを検討・予測し，行う必要があった。

　本事例には，急性期病院と療養病院，双方の診療報酬上の問題も関連している。急性期病院で最も高い入院基本料である「急性期一般入院料 1」を算定するには，平均在院日数の基準を満たす必要があり，療養病院では疾患の種類や重症度による「医療区分」と日常生活の制限や介護の必要性による「ADL（日常生活動作）区分」により入院基本料の設定がなされている。つまり，病院が高い診療報酬を算定するには，急性期病院は早期に患者を退院させる必要

があり，療養病院はより重症な患者を受け入れる必要がある。

　2020（令和2）年度入院医療等の調査によると，療養病院入院後に，摂食嚥下機能評価を実施している病院は3割程度であり，2022（令和4）年度診療報酬改定では，療養病院において，摂食嚥下機能の回復に必要な体制を確保していない場合は最も高い区分の診療報酬を算定できないという変更がなされている[3]。本事例は，療養病院において，訪問歯科診療を活用したことで，経口訓練が継続でき，3食の経口摂取が可能となるに至っている。今後，療養病院入院後も患者の回復に合わせて，組織内外の資源を活用し，摂食嚥下機能評価や訓練がなされることが期待される。

（那須真弓）

引用文献
1）日本神経学会監修（2017）：血管性認知症 vascular dementia（VaD）の経過予後はどのようなものか．認知症疾患ガイドライン 2017，医学書院，p. 316-317.
2）Smithad, D. G., O'Neill, P. A., *et al.*（1997）：The natural history of dysphagia following a stroke. *Dysphagia*, 12（4）：188-193.
3）厚生労働省保険局医療課（2021）：令和4年度都道府県等栄養施策担当者会議，資料2「令和4年度診療報酬改定の概要（栄養関係）」．
　〈https://www.mhlw.go.jp/content/10900000/001003511.pdf〉

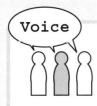

Voice

これからの目標？
「あの世に一緒に行けたらいい」ってね

　私は78歳で，妻は79歳。誕生日から数えると，1歳半離れている。妻が物忘れをするようになったって娘が言うもんで——火を消し忘れたりとか。それが始まりかな。それで〇〇さん（市役所の保健師）に助けてもらうようになったんだ。今は〇〇さんから担当が代わってしまったけど，〇〇さんの名刺はあそこに貼ってあって，信頼している。思えば，いい人にばかり出会って，助かってるなあ。

　自分は，最近腰が痛くて——昔は歩いたり，釣りをしたり，山菜取りをしたりするのが好きだったので，足が悪いんだが——今はそれに加えて妻の物忘れがあって家に1人にしておくのが心配で，外に出られないものだから，ストレスがたまってしまう。

　それから，家の中であれもこれもやらなくちゃと思うけど，（足腰が痛いから）動きたくても思うように動けないんだよね。
【妻：ちょこちょこね，いや「ちょこ」かな！】

　今困っているのは，私が歩けないことと，会話がないことかな。もともとそんなに2人でも家で会話しないしね。
【妻：だってしょっちゅう寝てるでしょう。いつでも眠れる。これ，優雅な生活，ゆったり暮らしているって言うのかしら。でも，ただのんびり暮らしているとも言うわよね（笑）。】

　こちらが全部やってしまってはいけないので，（妻のために仕事を）わざと残しておくんだ。たとえば，毎朝ミキサーでつくるバナナジュース。バナナと豆乳をミキサーに入れておく。電源を入れるのは妻の係。あとはお茶もそう。お茶を湯飲みに入れるのはやらないでおく。
【妻：そう，それは私の仕事なの。】

リハビリセンターに週1回，夫婦で通っている。送迎車が来て，リハビリセンターの椅子に座るところまで，こまごまといろいろ助けてくれるんだよ。車だって，乗るときから降りるときまで，シートベルトも付けてくれる。まるで殿様みたい。知り合いのお孫さんが働いていて，ほんと，よくしてくれる。私たちは，リハビリセンターが始まったときから通っている，古株なんだ。

【妻：いい人ばかり。】

　この人（妻）は，リハビリセンターに行って，皆からにぎやかで明るい，面白いねえと言われている。おかしい人だねって言われないだけいいよー。

【妻：そうね，自分でも言いたいこと言っているわ。】

　こうやって娘が近くにいるので，よく来てくれる。家の掃除，洗濯は私がやる。粗大ごみやら大きなものは娘が出してくれる。食事は，娘からも火を使うのは危ないと言われているので，買ってきたものを食べたり，娘がつくって持ってきてくれるのを食べたりする。車は運転できるので，スーパーに一緒に買い物に行って弁当を買ったりもするね。

【娘：この家の前は駐車禁止なので，長く止めていられなくて。もう何回か駐車違反のステッカーを貼られているんです。2人が朝に薬を飲むから，その時間にちょっと寄ったりしています。でも，毎日すべてを見届けることはできないので，2人で何とか協力して過ごしているのを見守っています。】

　2人で家にいて，そんなに会話しているわけじゃないけど，競馬は2人で楽しんでいる。それと，私はこの iPad，娘からお下がりをもらって，その後，また新しいのを買って，オセロ，麻雀，ゲームなどをやっている。妻はやらない。

【娘：お父さんは指が太いし，違うところを触ってしまって，なかなかうまく検索ができないんです。それができたらもっと面白いと思うんですけど。】

【妻：新聞，あと，テレビ見て。馬は小さいころから見てる。おばあちゃんのところにも馬がいたから。農馬。馬の眼はどれも同じ。病気が治ってしまう，馬見ていると。あの眼がきれいでしょう。馬から元気をもらう。生き生ききした雰囲気でしょう。】

妻は，馬の名前をよく覚えているんです。どれが強いとかはわからないんだけど。競馬を始めたころに少し（1,000円）当たったのが続いて，楽しくなった。今は，車に乗って一緒に馬券を少しだけ，2,000円分買いに行く。私が足悪いのにね，杖持って，買いに行くんですよ。この人（妻）は乗っているだけ。

【妻：それ，ドライブって言うわね。】

　これからの目標？　そう，「あの世に一緒に行けたらいい」ってね。

（鶴若麻理／語り：Ｆ氏夫妻と娘）

第3章

認知症ケアを通して
浮かび上がる
日常倫理

3-1　ヘルスケア関係者が認知症ケアでとらえた倫理的問い

● 1　認知症への誤解や理解不足による「持てる力」の過小評価

第 2 章に収載した実践事例において，ヘルスケア関係者が認知症ケアでとらえた倫理的問いには，いくつかの傾向があった。

まず，日常生活動作（ADL）や意思決定能力を含めた，認知症を抱える人の「持てる力」が過小評価されているということに関するものである。ADLについては，経口摂取を継続すること，目的を達成するために行動すること（例：2-1 節の事例 1，3，2-3 節の事例 7，2-6 節の事例 17），意思決定能力については，治療方針の決定，療養先や通院先の決定（例：2-2 節の事例 4〜6）に関して取り上げている。

認知症者の意思決定支援の特徴に関する文献検討[1] において，認知症のステージごとの看護師による意思決定支援の内容として，軽度では本人が意思表明しやすくなるように支援し，中等度では本人の意向を確認し，職種間で共有できるように支援し，重度では本人にとっての最善について家族が意思決定できるように支援していることが明らかにされた。本書の実践事例においても，本人が意思表明しやすくするための関わりとして，本人のことを決める際，ヘルスケア関係者は，まず本人がそこにいる（同席している）こと，意思表明しやすい環境を整備すること，苦痛を伴う症状のコントロール，本人の状況に合わせた理解しやすい言葉かけや内容の整理などを行い，できるだけ本人が自分の言葉で語ることができるように関わっていた。さらに，そのときに語られたことだけを鵜呑みにするのではなく，背景に家族への遠慮がないか，状況により変化が生じていないかなどについても十分に配慮し，本人の意思を中心に本人にとっての「最善」を検討していた。

私たちは，起床してから就寝するまでの間，洗面をし，服を選んで着替え，食事をし，外出するなど，準備を含めたその動作の一つ一つは，意図する／しないによらず，自分自身の意思に基づいている。しかし，いったん認知症と診断されると，なぜこれほどまでに当たり前の日常や本人の意思に基づいた行動が制限されてしまうのだろうか。

その要因の一つは，私たちの中にある，認知症を抱える人に対する誤った認

識，認知症への理解の不足であると考えられる。これらについては，認知症ケアに関わる人が自覚していないこともある。そのため，自らの中の認知症に対する先入観を常に意識しておく必要がある。

●2 「その人」を適切にとらえる

　認知症の要因となる疾患は 100 種類以上あると言われ，原因疾患によっても出現する症状に特徴があるほか，軽度，中等度，重度への進行にも個人差がある。認知症により失った機能のみに着目するのではなく，残されている機能，できることは何かといった，その人の「持てる力」，強みを大切にした関わりが求められる。つまり，認知症を抱える人と関わる人が，原因疾患，病期による特徴を理解することはもとより，「認知症だから」というフィルターを通して相手を見るのではなく，認知症を抱える「その人」個人を適切にとらえることが，その人の持つ能力を過小評価しないために重要である。

　2-6 節の事例 17 では，慢性心不全の急性増悪で入院した本人に対して，内服管理や食事・水分管理を心配する家族が，「もうこれ以上 1 人で暮らすのは無理」と言い，いったんは施設に入ることが検討された。しかし，家族に対しては「自宅に帰りたい」と言えない本人が，看護師に対しては「自宅に帰りたい」と繰り返し訴えることから，「本当に施設に入ることが本人にとって最善なのか」と看護師が疑問を持ったことから，内服の管理，食事・水分管理を本人が行えるように工夫をし，家族の安心も得られ，さらに家族に対して本人が「自宅に帰りたい」と希望を伝えることができたことで，本人の望む生活の継続につながった。

　ここで誰も「何かおかしい」「本当にそうだろうか」と倫理的問いを持っていなければ，望まない生き方を強いられていたと言っても過言ではない。認知症を抱える人のセルフケア能力や意思決定能力をとらえることは容易でない場合も多い。そのため，認知症を抱える人の能力を過小評価せず，「持てる力」を最大限に活かすには，専門的で多角的な視点から，その人に対して手が尽くされているか，まだ行うべきことが残っていないかを，多職種で検討することが必要であることに気づかされる。

　実際には，退院後，療養の場所の決定に関する実践事例（例：2-2 節の事

例 6，2-4 節の事例 13，14）のように，本人の意思が尊重されているとは限らず，家族の意向などにより決定されていることも多いものと推測される。そこには，ある時点，たとえば急性期病院において関わるヘルスケア関係者などは，その後の生活にまで責任を持つことはできないという考えから，認知症の場合に限らず，その責任を家族に委ねている傾向があると思われる。その点，本書で扱った実践事例においては，その先に続く生活の場の在宅チームや地域ともうまく連携できたこと，社会資源を有効に活用できたことがキーポイントとなり，本人の望む生活の実現へとつながったように思う。

　一方で，2-6 節の事例 18 のように，一見，家族の意向のようであっても，家族にとっても苦しい選択を強いられている場合もあることを，ヘルスケア関係者は認識しておく必要がある。

●3　本人の言動の意味を探る

　次にあげられるのは，認知症を抱える本人の言動の意味をヘルスケア関係者が十分に探求していないということに関する倫理的問いである。認知症が軽度や中等度で，言葉による表現が可能であっても，自分の思いをうまく表出できない場合がある。このことは，2-3 節の事例 8～10，12，2-5 節の事例 15 からも見て取れる。

　メイヤロフ[2] は，他の人をケアすることについて，「自分以外の人格をケアするには，私はその人とその人の世界を，まるで自分がその人になったように理解できなければならない」と述べている。私たちが行動するとき，そこには何らかの目的が存在しているはずである。それは，認知症を抱える人にとっても同様なのである。ただ，やみくもに歩き回ったり，怒りを表出したり，ケアを拒否したりしているのではなく，そこには理由があるのだ。それが，2-3 節の事例 8 では入浴の際の脱衣時の寒さや羞恥心，2-3 節の事例 9 ではリハビリパンツからの尿の横漏れ，2-3 節の事例 10 では個別性が考慮されていないアクティビティ，2-3 節の事例 12 では本人の理解が不十分なままでの集団レク（研究）への参加，2-5 節の事例 16 では本人の状態や好みに合わない食事介助であった。ほんの一例にすぎないが，これらのことを自分のこととして置き換えて考えれば，多くの人は苦痛だと理解できるのではないだろう

か。

　また，2-5節の事例15においては，がん性疼痛が生じているにもかかわらず，本人は「どこも痛くない」と表現していた。そのために適切な疼痛コントロールを受けられない苦痛は，いかほどのものであっただろうか。認知症を抱える人と関わるヘルスケア関係者は，語られない，あるいは行動で示されていないことを，「ないもの」としてしまうのではなく，メイヤロフ[2]の言うように，その人の世界に身を置いた場合，どんな苦痛があるのか，何がその人にあのような行動をさせているのかと，気遣い，察する姿勢が求められる。

3-2　認知症ケアの行われる場における倫理的問いの特徴

● 1　ケアの場ごとに生じやすい倫理的問い

　実践事例において，認知症ケアが行われる場は，急性期病院，介護老人保健施設，介護老人福祉施設（特別養護老人ホーム），介護付き有料老人ホーム，看護小規模多機能型居宅介護，在宅，さらには，急性期病院から在宅などへの移行期のケアの場であった。ここでは，ケアが行われる場の違いにより生じやすい倫理的問いの特徴について考えたい。

　急性期病院で生じやすい倫理的問いとしては，前節であげた能力の過小評価，さらに，認知症の行動・心理症状（BPSD），退院後の生活に関連するものがある。BPSDは，認知症の中核症状である認知機能障害を基盤に，身体的要因，環境要因，心理的要因などの影響を受けて二次的に出現するものである。そのため，ケアの方法により改善ができるものとして，中核症状と分けて考える必要がある。しかしながら，急性期病院において，「認知症だから仕方がない」と，改善不可能な症状の一環として扱われることも多いように思われる。2-2節の事例5，2-3節の事例7，11にも示されているが，特に2-3節の事例7においては，病棟で管理していた携帯電話を本人に返したことにより，病棟看護師にとって，それまでは「転倒のリスクが高いのに1人で歩いてしまう困った患者」であった人が，「役割のある仕事をしたいと望む人」としてとらえ直され，本人にも穏やかさが戻ったことが顕著に描写されている。

　自分の思いを十分に表出できない認知症を抱える人に対して個別性のある対

応を行うには，急性期病院入院以降の情報のみでは限界がある。本人の言動の意味を探るとともに，家族や近しい人から，本人が今まで何を大切にしてきたのかなどの情報をあらかじめ得ておくことは，BPSD の予防や改善のヒントになることがわかる。ヘルスケア関係者のみならず，BPSD は，本人にとっても，睡眠障害や経口摂取の減少，転倒・転落などを引き起こし，生命予後にも影響を及ぼしかねないつらい症状である。BPSD を未然に防ぐためにも，実践事例で行われていたように本人のニーズを察知し，可能な限り本人の希望に沿ったケアが行われることが望まれる。

● 2　退院後の生活に関連する倫理的問い

　認知症を抱える人にとって，環境の変化は大きなストレスとなり，リロケーションダメージを受けやすい。病院は，非日常的な環境にあり，なぜ，何のために自分がここにいるのかが理解できず，混乱と恐怖の中で治療に伴う苦痛に耐えていることも多いものと考えられる。急性期病院では，「この状況でどうやって暮らしていたのだろう」「これでは自宅退院は無理」と判断され，自宅から入院してきた人であっても，本人の意向を確認することもなく，施設や医療療養型病院への退院となることも多い。

　筆者は，ある訪問看護ステーションの管理者から，「在宅で生活できない人はいないと思っている」と言われたことがある。最初は半信半疑であったが，関わってみると，急性期病院に勤務していた際に出会った「これでは自宅退院は無理」と言われていたような人たちであっても，在宅ケアチームや地域との関係性の中で，その人らしい生活が守られていた。同様のことが，在宅（もしくは在宅への移行期）がケア提供の場である実践事例（2-2 節の事例 6，2-4 節の事例 13，14，2-6 節の事例 17）からもうかがい知ることができる。これらの実践事例では，認知症の進行や他の併存疾患の増悪により，自宅での生活の継続を望む本人に対して，もう無理なのではないか，どうすればよいのかと家族が揺れていた。対応するヘルスケア関係者は，まず本人の意思をていねいにとらえ，中心に置きながらも，家族の負担や揺れる気持ちに寄り添い，本人・家族の双方が合意し，納得できるケアのあり方を模索し，提供していた。このような関わりが行えるということが，在宅以外の場で活躍するヘルス

ケア関係者に知られることは，自宅での生活を継続したいと望む人たちの希望の実現につながるだろう。

　前述のように，認知症を抱える人にとって，環境の変化は大きなストレスである。加えて，身体的苦痛や精神的苦痛，社会的苦痛の中にあり，本来のその人の「持てる力」が十分に発揮できない状況にあるのだ。それは，2-1 節の事例 3 において，急性期病院退院時には転倒や道に迷うリスクから退院後になじみの居酒屋に行くことを止められていた人が，実際には入院前と同じように通うことができたことからも明らかである。また，2-6 節の事例 18 では，転院先の食支援の体制によって，経口摂取を中止することが検討されていた人が，訪問歯科診療を活用することによって継続的に支援することで経口摂取が可能になった。

　これらの実践事例を通して言えることは，必ずしも急性期病院で方針を決定する必要はなく，本人の変化に応じて，退院後に関わる人に判断を委ねる体制を構築することが求められているということではないだろうか。

●3　施設ケアに関する倫理的問い

　施設ケアに関する倫理的問いについては，急性期病院と同様に，BPSD に関するものがあげられるが，生活支援に対する拒否など（2-3 節の事例 8〜10）によりヘルスケア関係者が困難感を抱き，倫理的問いに結びついていた。これらの実践事例では，ケアを行う際の十分かつ適切な説明に基づく同意に焦点を当てていなかった。これらを通して筆者が感じたことは，どのような看護技術の教科書にも必ずと言ってよいほど，ケアの提供に当たっては，「これから行うことの説明をし，同意を得る」と記載されているにもかかわらず，認知症を抱える人に対して，それらの基本は守られているのだろうかということである。

　さらに，認知症を抱える人から同意を得ることがいかに難しいかということである。認知症を抱える人の場合，程度の差はあるが，その理解力や記憶力は低下していることが多い。このことに関して実践事例で扱った場面は，入浴介助，排泄ケア，アクティビティ，集団レク（研究）であったが，これらを行う前に，本人からどのような環境で，どのような言葉で，どのように同意を得て

実施したかは重要である。認知症でない人であれば，「お風呂の順番が来ました」の声かけのみで，入浴の準備から一連の行動を済ませることができるかもしれない。しかし，認知症を抱える人の場合は，「お風呂に入りますよ」と声をかけられても，理解できる人とできない人，さまざまである。そのことをまず，認知症ケアに当たるヘルスケア関係者は認識しておく必要がある。

　たとえば，「お風呂」という言葉自体が理解できない人にとっては，急によくわからない，湯が張られた四角い入れ物のそばで，何人もの人が見ている前で服を脱がされ，とても寒くて怖い思いをしたという経験になりかねないのである。そしてその悪い印象が，認知症を抱える人の心の中に残り，さらなるケアの拒否につながることも少なくない。

　ヘルスケア関係者は，認知症を抱える人に対し，ケアについての同意を得ることに意識的であろうか。行う／行わないことを決定するための選択肢をきちんと提供しているだろうか。認知症を抱える人がそれを行いたいタイミング，行いたいと思える体調なのかなどが十分に考慮されず，ケアが行われることが必然になってしまっていないだろうか。たとえば，「着替えをしますよ」の声かけと同時に服を脱がせる，というようなことはないだろうか。本書で扱った実践事例のように，認知症を抱える人に対するケアについて，その人が心地よいと思えるものにするための工夫はもちろんであるが，日常支援であっても，行う／行わないの選択を尊重し，行わない場合にはその要因についても十分に検討することが必要である。特に，2-3節の事例10，12では，たとえ「はい」「わかりました」というような言葉が聞かれた場合であっても，本当に理解した上での同意であるのか，マイナスの影響をもたらしていないか，対応するヘルスケア関係者がその後も注意深く観察をすることの重要性が示されたように思う。

（3-1〜3-2節：那須真弓）

3-3　認知症当事者の日常を脅かすバリア

　若年性認知症とともに生きる丹野[3)]は，「認知症のバリアは何かと考えたとき，認知症の最大のバリアは『人』」と述べている。本書の第2章に収載した

実践事例からも，「人」はもとより，社会制度（医療保険制度など）も，認知症当事者の日常において，バリアになっていた。「認知症の最大のバリアは『人』」という言葉の示す意味は，人それ自体と言うよりは，人々の認識，言動などによるものと解釈できる。すなわち，次のようなものである。

● 1　5つのバリア

　まず1点目は，認知症とともに生きる人に対するヘルスケア関係者の医学・看護上の知識のなさと，それに伴う不十分な対応がある。これについては3-1節で詳しく述べられているとおりである。

　2点目は，ヘルスケア関係者の認知症当事者への見方やとらえ方のバイアス（偏り）である。自己防衛的，問題解決思考，医療者の都合で考えることや，他のスタッフと良好な関係性を築きたいなどの思考のバイアス（偏り）が，ケアそのものや当事者への見方，関わり方にも影響を及ぼす[4]。そのため，自分が陥りやすい思考傾向を日ごろから意識し，知っておくことは，ヘルスケア関係者にとっては重要であろう。

　3点目は，特に施設という場での当事者の日常自体のルーチン化である。すでに第1章で説明したように，KaneとCaplan[5]は，認知症当事者の日常を脅かすものとして指摘していたが，施設内での当事者の毎日の過ごし方自体がルーチン化されていることである。1日のスケジュールが施設側によって決められ，日々の出来事における本人の選択や決定が大切にされないことがある。一方，病院は暮らしの場と言うより，一時的な療養の場にはなる。しかし，実践事例からも同様の傾向が見て取れるであろう。

　4点目として，2点目と関連するが，ヘルスケア関係者が認知症ケアに当たって問題群ととらえるその枠組み（フレーム）である。それには次の3つがあるが，実践事例および各事例内でのこまごまとしたエピソードからも，認知症ケアに関わる人々のこれら問題群が見て取れるだろう。
　① 認知症当事者の行動の問題（管理できない困難な行動）
　② 認知症当事者の治療などに関する問題（身体的ケアや治療の選択や決定）
　③ 認知症ケアに関する資源の問題（慢性的な人的資源不足）[6]
　これら問題群において，当事者，家族，ヘルスケア関係者など，関わる人の

意見の不一致，価値の食い違い[7]がよく生じるのは，実践事例で示されているとおりである。認知症当事者の行動・心理症状（BPSD）も，ヘルスケア関係者自身が BPSD を「問題」として把握するために，それが問題となっているのである。認知症当事者の日常の出来事という視点から考えるよりは，自分たちにとっての問題を解決するための方策を目指すことになる。

　ヘルスケア関係者側がこれらの問題をどう特定していくかについて，興味深い研究がある。その結果が示すのが，ここで 5 点目のバリアとして掲げる境界線である。認知症デイケアで働く 42 人のスタッフに対し，認知症当事者と自分との関わりで満足した経験と満足できなかった経験についてのインタビュー調査をしたところ，スタッフの中にある，目に見えないライン（境界線）が浮き彫りになったというものである[8]。認知症デイケアにおける多くの倫理的課題は，日常の出来事の中でスタッフが許容できる行動の「一線を越えた」中に具体化されていた。それは，認知症当事者の言動に関するスタッフの「許容可能な境界線」を示し，この境界線は，まさに毎日のデイケアでのルーチン業務や活動における日常倫理と関連しているという。認知症当事者の言動がスタッフにとって許容可能なものかどうか，限界を越えていないかどうか，という視点で常に検討され，限界となった場合，巧妙に操る，偽る，他愛のない嘘をつく，ドラッグロック（薬剤による拘束）や身体拘束を実施する，デイケアをやめる提案をする，といったことが行われているという。

● 2 ヘルスケア関係者の「許容可能な境界線」とは

　ガーゲン[9]は，独自の関係論で私たちの存在を隔てる人々の壁を無効にして，対立を乗り越える新しい人間観を提唱している。心を個人という枠の中でとらえるのではなく，関係性の中にあるととらえることで，現在の多様な問題への処方箋を提示している。近代の人間観は，自分が他者から独立した存在であることに価値を置く境界画定的存在（bounded being）という見方であるが，ガーゲンが提供する新しい人間観は，関係規定的存在（relational being）で，自分は行為の源ではなく，関係によって達成されると考えるものである。

　ガーゲンから学ぶのは，自他の区別や個を最も重視する境界画定的な物の見方に，私たちが傾きすぎているのではないかということであり，ヘルスケア関

係者がとらえる許容可能な境界線もその一つと見ることができる。関係を築き，それを維持し，新しい関係をさらにつくっていくために必要なのは境界ではなく，対話である。

　本書の実践事例の多くは，基本的にはヘルスケア関係者が抱いた，認知症当事者の言動に対する困りごとから始まっている。つまり，困りごと自体がヘルスケア関係者の許容可能な境界線かどうかの判断の分岐点となっているとも言える。たとえば，若年性認知症当事者がスーパーマーケットで店員とトラブルになっている，足元にふらつきがあるのに，「家に帰れば大丈夫だ」とスタッフの意見を聞き入れない，とにかく歩き回る，入浴をしたがらない，「金を返せ，私のものが盗られた」と暴言を発する，ケアのときにスタッフを叩いたり殴ったりする，他の人の居室に入ってしまう，目の前にある物を何でも口に入れてしまう，手づかみで食べてしまう，予約をしていない日に病院に行ってしまう，ベッドを起こすと「痛い」「怖い」と叫ぶ，「家に帰りたい」と言って家族の姿を探し回る，などである。

　これらの境界線を越えた問題を解決するには，その言動の管理やコントロールへと向かうことになる。多くの実践事例では，困りごとを抱えたスタッフから相談を受けた者の思考・実践プロセスが紹介されているが，当該スタッフの困りごとが生じている背景を探り，認知症当事者側から見た困りごととは何かを考えるという視点の転換が，相談を受けた側のアドバイスやチーム議論によって展開している。

●3　認知症ケアとパターナリズム

　このような言動の管理やコントロールは，スタッフと認知症当事者の間でヒエラルキー（ピラミッド型の階層）があることを示している。1-5節で述べたように，認知症ケアにおいては，パターナリズムが助長されやすい。パターナリズムは，「父権主義」とも訳され，強い者が弱い者に対して「あなたのため」として干渉ないし温情的に扱うことを言う。認知症ケアにおいては，このパターナリズムが働きやすく，実際上は，「本人にとってよいこと」（善）という名目で，ヘルスケア関係者側の都合に基づいている。

　パターナリズムには，強いものと弱いものがあると言われてきた。強いパタ

ーナリズムとは，自律的な患者の危害を防ぎ，患者を守ろうとするもので，一方，弱いパターナリズムとは，非自律的な患者（昏睡状態の患者，認知症当事者，恐怖に怯えている患者など）の危害を防ぎ，患者を守ろうとするものである[10]。危害を避ける行為をもって，本人の選好，願望，行動を，意図的に黙認しないこと，あるいはそれらに対して意図的に介入することである[11]。この弱いパターナリズムは，一定程度許容されうるものだと考えられてきた[12]。

　本書の実践事例においても，この弱いパターナリズムがよく見られた。たとえば，転倒リスクという害を防ぐために，歩くことを制限する，あるいは本人の楽しみを奪う。紛失する危険があるからと，携帯電話を取り上げてしまう。点滴の針を何度も抜いてしまうのは本人にとって害になるからと，身体拘束をする。腎機能の数値が悪化していることから，本人には拒否感があるのに透析をすすめる。たびたびの心不全の急性増悪で症状が悪化し，ADLも低下するからと，本人は家に帰りたいと言っているのに，食事や内服管理をしてもらえる施設で過ごすことをすすめる，などである。

● 4　自律性のとらえ方

　ここで考えるべきは，この自律性についての狭い見方による弊害ではないだろうか。たとえば，2-2節の事例4に示されるように，重度の認知症当事者でも，身近な人との会話が一定程度成り立っており，環境の工夫により，自分の考えを伝えることもできたりする。それ以外の各実践事例の具体的なアプローチからも，自律性に対する柔軟なとらえ方があることがわかるだろう。3-1節で詳しく説明されているとおりである。

　実践事例を通して思うのは，認知機能の障害がある中で生活していくには，他者の支援を必要とするという現実があるということだ。しかしそこには，「強者」と「弱者」の構造が否応なく作り出されるのである。

　水谷[13]は，「ケアされるとはどのような体験なのか。人の手を借りることへの気持ちの負担，希望や依頼を伝えることへの躊躇，相手の『してあげる』意識に強調される『される』立場，そして対等な関係ではなくなる」と指摘し，認知症ケアを再考するきっかけにしてほしいと，認知症当事者の声を紹介している。本書でも，認知症当事者の言動やその背景にあるものを，ケアのプロセ

スにおいて見ていこうとしているが，それがはたして，本人の側から見た思いと言えるのか，注意を払い，十分意識していく必要がある。

3-4 認知症ケアの新たなルーチン化？

● 1 理解が進むことによる弊害

認知症の中核症状やBPSD，病因への理解が進むことで，その対応方法も明確化されてくる。本書の実践事例でも，悩んだスタッフが相談した老人看護専門看護師，認知症看護認定看護師，倫理コンサルテーションのチームメンバーなどのアドバイスにそのことが表れている。医療・看護・介護の現場で働く人々にとって，認知症に関する知識やスキルを身につけるのは重要なことである。その上で，このような認知症の症状や病因の理解が広まることで，逆に，認知症ケアのルーチン化が進む可能性もある。

ルーチンとは，「お決まりの手順」を意味し，ルーチンワークとは，日常的に繰り返される業務である。たとえば，「暴言というBPSDの場合は，こう対応するとよい」「このBPSDには，○○の背景がある」など。本書の中での課題として，「認知症だから」「認知症であるがゆえに」と，判断能力や「持てる力」が過小評価されたりしていた。それが今度は認知症への医学・看護上の知識に基づき，「○○の行動をする認知症の人には，こういうケアが有効」「その問題行動には，こう対処したらよい」と，対応が一定の枠にはまった形でマニュアル化され，ルーチンとなってしまうこともある。それはすなわち，「人」そのものを見ないケアとなってしまいかねない。似たようなBPSDでも，個々の背景は違うのである。

介護者側のケアの記録が出版されるようになって久しい。高橋[14]は，独特な見方で，父親の言動をつぶさにメモし，哲学者のニーチェになぞらえて，その行動分析をしている。

「『わけのわかんないこと』も書きとめているとわけがわかるようになってくるのです。例えば，父がひたすら繰り返す子ども時代の話も，私が『同じ話』と決めつけていただけで，実は微妙に変化していました。新たな身ぶりが加わったり，突然聞いたことのない人物が登場したりする」

このように，介護者側がお決まりの「同じ話」と思っていたことも，実はそうではないことがわかり，そうであるならば，介護者の応答や問いかけも変わってくるはずである。

● 2　アプローチは多様

本書の実践事例では，具体的アプローチが紹介されているが，それらは数あるアプローチの中の一つにすぎないという見方をしてほしい。考える視角，思考のプロセス，行動への移し方やタイミング，相談するポイントなど，そのエッセンスを大切にしてほしい。読者の皆さんの中には，似たような事例に直面しても，ほかのアプローチを選択した人もいるだろうし，本書とは違った新しいアプローチを考えることも忘れないでほしい。アプローチは多様であるはずだ。

本書では，編者らの方針によって，「その人らしさを大切にする」「思いに寄り添う」「共感する」「傾聴する」，さらには「尊厳」という言葉はなるべく使わないようにした。また，使うとしてもその言葉が指し示す内容を具体的にするようにした。

井口[15]は，「思いによりそう実践において誰のどのような思いによりそっているのかをセンシティブに問い続ける」ことの重要性を指摘している。先にあげたフレーズはいずれも肯定的な印象があり，「よきもの」のような気がするが，具体性は乏しい。誰から見た「その人らしさ」なのか，「思い」なのか，主体が曖昧になってしまうことがある。認知症当事者の思いを何とか理解しようとするのは言うまでもなく重要だが，気をつけなければ，実はそれはヘルスケア関係者側から見たものであり，それこそ「パターナリズム」のところで指摘したように，自分たちに都合のよい「寄り添い」になってしまいかねない。

3-5　気づきをいかに行動へとつなぐか

実践事例には，老人看護専門看護師，認知症看護認定看護師，倫理コンサルテーションチームなどが登場した。しかし，これらの人材やチームがすべての病院や施設に存在するわけではない。必要なのは，認知症当事者の苦境に誰か

が気づき，その気づきが関わり合うヘルスケア関係者で共有され，本人が望むことは何か，私たちに何ができ，どうあるべきなのか，建設的な議論をすることである。この人物やこのチームに相談すれば解決できるという，「スーパー看護師」や「スーパー倫理コンサルテーションチーム」はいらない。

　そこで重要となるのは，「倫理的課題に気づくこと」（倫理的問い），「他者へ問いかける力」（どう伝えるか），「対話」（どう話し合うか），「行動する力」である。

● 1　倫理的問い

　本書では，実践事例を語る看護職などの「倫理的問い」を大切にしてきた。その問いがなければ，よい実践は生まれないし，その問いに対する応答こそ，専門職にとっての最も本質的で必要不可欠なことである。今までもそれはさまざまな文献でずっと論じられてきた[16-20]。

　「問いがなかったら？」という問いに関しては，そもそも日々の実践で，自分の専門職としての他者への行為が「よきもの」であるのかどうか判断するには，問うことは必然ではないだろうか。日々の実践で問いがないと言うならば，それは専門職としての他者への行為の責務を顧みないということにほかならない。日々の看護実践は常に倫理的視点でリフレクション（筆者註：振り返り）によって正す必要がある。たとえば，私の実施したケアはこの人（患者・家族）にとって適したものであったか，この人にとって最善のケアであったか，ケアの実施に先立ってケア能力（知識・技術・態度）に確信があったか，自分の看護技術によるケアの実施効果を予測できていたか，などである[21]。

● 2　他者へ問いかける力

　この個人の内的問いに加えて，ヘルスケア関係者の実践においては，「他者へ問いかける力」が重要である。自分の中に湧き上がった問いを，同僚やチームメンバーにどう伝えるかである。

　問いが生じるときとは，何か不確かな状況があるときである。同僚やチームメンバーに問いかけるときに大事なのは，まずは不確かさを忘れず，自分が常に正しいと思わないことである。認知症当事者を中心に据え，当事者が考える

「よきこと」とは何かという視点で，具体的な当事者の言葉や状態などを交えながら，疑問となることを伝えていくとよい。

　看護職から，「そうは言っても，なかなか言えないんです」と，問いがあっても沈黙してしまう場合があるという発言を耳にすることがある。相手を批判し，自分の正しさを強調するのではなく，患者にとって何が困りごとで，どんなことが課題なのかを具体的に伝える工夫をしてほしい。また，ほかにも同じように考えている人はいるはずなので，自分以外の人の声も集めてみることも大事である。この言語化も一つの訓練であり，継続的に伝えることを積み重ねれば，慣れてくるものである。気づきがあるのに問わないことは，専門職としてのクライアント（患者など）への権利擁護（アドボカシー）の役割とその責務をあきらめることになる。

● 3　対話

　次に，「対話」（どう話し合うか）である。臨床のカンファレンスでありがちなのは，まず「何が問題か」に焦点を当てると，次から次へと問題が浮上し，最後は問題だけがクローズアップされ，一人一人のポジティブな視点が失われてしまうことである。あるいは，対立ばかりが強調され，問題解決型アプローチの限界に陥ってしまうことである。本書の実践事例では，登場する人物の価値を明確にしている。人間が複数いれば価値の対立が生じるのは当たり前のことであり，目指すべきことは，全く対立がない状態をつくることではなく，対立があっても共鳴できることは何か，互いの考えが尊重されるにはどのような新しいアプローチがあるか，創造的に話し合うことである。対話とは，考えを伝え合うだけではなく，互いに通じ合い，ともに創り合う活動である。

　話し合いの方法で参考になるのは，価値を認める問い（appreciative inquiry；アプリシエイティブ・インクワイアリー）である。もともとは組織を活性化するアプローチの一つで，最近ではさまざまなところで活用されているが，問題ありきではなく，肯定的（ポジティブ）な問いにより，それぞれの強みを発見し，新しい価値をつくっていくものである。重要なのは価値の獲得ではなく，価値の創造に絶え間なく焦点を合わせることである[22]。ポジティブに理想の未来（倫理的な認知症ケア）を描き，問題は理想を実現する障害と見なして

いくのである。他の人の仕事に内在する問題を指摘するのではなく，その人がしていることへの関心を示す。それは，批判や指摘ではなく，その人の仕事自体に関心を持っていくことであり，そうすると互いに価値を認める問い方をしていくようになる[23]。

　批判や指摘自体は意味のある議論を呼び起こすことにはなるが，できるだけ建設的な協働の場をつくっていくには，それだけではうまくいかないことが多い。発言するときは，誰かに考えを投げるというイメージではなく，話し合いの輪の真ん中に自分が思うことを互いに投げ入れるようなイメージで考えるとよい。

　また，ガーゲン[24]が言う「多声性」も，対話を続ける中でポイントになるとらえ方である。一人一人の中にもいろいろな声がある（多声）。たとえば，価値やビジョン，そして矛盾する考えもあり，それを知り，自分の中にいろいろな声があるからこそ，さまざまな視点に立てるという。ケアに関わる自分も認知症とともに生きる人も家族もチームメンバーも，皆そうである。

　臨床で行われるカンファレンスの多くは，当事者が参加していないことの方が多い。特に，認知症と診断されると，参加が難しいと判断されることがままある。では，一体誰が，話し合いの中で認知症当事者の声を代弁するのか。ケアに関わる人はすべて，認知症当事者と自らの関わり合いの中で，自分が得た当事者の言動を伝え合うことが重要である。その際，常に自分の解釈の産物になっていないかどうかは意識していくことが必要である。

　人は，悩むと視野狭窄に陥りやすいため，同じ場で一緒に働いていない人に客観的に話を聞いてもらう，あるいは，起きていることを具体的に説明することを通して，考えるべきポイントや今まで見えていなかったものが見えてくることもある。

　本書で登場する倫理コンサルテーションは，それ自体が目的ではないし，解決のための近道でもない。実際，本書の実践事例でも，倫理コンサルテーションチームが関わっているのはわずかであったように，単なる一つの手段にすぎず，必須のものではない。相談する側は，自分たちが困っていることや悩んでいることに対して，答えを求めたい，自分たちの考えが正しい，あるいは間違っていないことへの後押しをしてもらいたいという気持ちも見え隠れする。相

談する側と倫理コンサルテーションチームの見解が異なっていてもよいし，倫理コンサルテーションチームのアドバイスが常に正しいわけでもない。上手に活用するには，今まで述べてきたような活用する側の自覚や自律性も重要である。

● 4　行動する力

　最後に，「行動する力」である。実践家にとって，思考はもとより，物事を判断して行動する力が大事であることは言うまでもない。これまで述べてきた「他者へ問いかける力」（どう伝えるか），「対話」（どう話し合うか），それら自体もまさに「行動」である。ここで言う「行動する力」とは，問い，対話し，さらに事態を具体的に改善するために行動することを意味している。

　本書の実践事例で示される具体的アプローチにおける行動の特徴の一つは，認知症当事者と向き合うことである。じっくり本人と言葉を交わしたり，本人の行動をよく観察してその背景にあることを探ったりしている，つまり，本人が望むこととは何かを，想像して考えるのではなく，本人と相対して考えていることである。まさにケアにおいて基本となることだ。

　今まで述べてきたとおり，認知症の特徴ゆえに，本人が不在で物事が進むことが多い中で，ヘルスケア関係者の行動の基盤となるのは，まず本人にとっての日常をできるだけ本人の言葉や行動から具体的にとらえていくことである。その際，本人のどのような思いや視点なのかに注意を払い，常にケア側の都合のよいとらえ方になっていないかを意識していくことが重要だろう。行動するためには，チームメンバーとの行動の目的の共有も重要であろう。

　編者らの方針で，各事例執筆者には，具体的なアプローチに関し，認知症当事者や家族に対して働きかけたことをできるだけ詳細に書いてもらうようにした。そのため，どのアプローチにも，よくある「カンファレンスを実施した」「カンファレンスで情報共有した」というような漠然としたものはなく，どのような意図でカンファレンスを開催し，そこではどのような意見が交わされ，何を考え，どう次の行動につないだかが臨場感を持って書かれている。自分だったらどう行動するか，さらに考えてみてほしい。

3-6　「したい」の自己と「すべき」の自己

●1　倫理観と実際の行動

　本書，および拙著『看護師の倫理調整力』[19] においても「倫理的問い」や「倫理的課題」を重視し，臨床の場で問い続ける，そして絶え間なく応答し続けることこそ，倫理的実践につながると強調してきた。しかし，そうは言っても，人は容易に判断を誤り，非倫理的行動をしているという自覚はなくても，結果的に非倫理的な行動をしてしまうこともある。

　行動倫理学は，人の行動に焦点を当て，実際にどう行動しているか，人の行動のメカニズムを分析する学問である。そこでは，倫理上のジレンマを前にしたとき，人はそれに気づくはずだという前提がある。しかし，物事はそう単純ではなく，人間の行動は，倫理面でしばしば一貫性を欠き，時には偽善的ですらあり，本心から信じている理念に反する行動をとるときがある[25]。確かに，「倫理綱領」などに書かれていることを反芻して本人が頭では理解していても，誰もが道徳的に正しい行動をとるとは限らない。どう行動「したい」かと，どう行動「すべき」かは異なり，人間はどう行動「すべき」かと考えていても，実際の行動ではどう行動「したい」かに基づいている場合がある。自分がこうあるべきだという自分なりの正しさ，倫理観と，実際の行動は食い違う。そして，さまざまなバイアス（偏り）が働き，目の前の事柄が倫理に関わる問題とは認識できない場合もある[26]。

●2　倫理的行動を妨げるバイアス（偏り）

　倫理的行動を妨げるバイアス（偏り）として，組織の方針を徹底しようとする，集団思考（グループの和を乱さないことを重んじ，異なる選択肢を避ける），自らに課せられた目標達成に対するプレッシャー，自分に対する過小評価あるいは過大評価，内集団びいき（自分が所属する集団やその構成員に対して肯定的に評価したり，好意的な態度を示したりする心理的傾向[27]），考える時間が短いほど倫理的判断がおろそかになること[28]，といったことがあるという。

　加えて，人が思っているほど倫理的に振る舞えない理由として，このような

ことが指摘されている。すなわち，「したい」の自己が「すべき」の自己を打ち負かしやすく，しばしば倫理に反する行動をとってしまう。倫理上のジレンマに直面した人は，論理的に考える前に行動している場合が多い。慎重に理性的な検討を行うのではなく，瞬時の直感に基づいてとっさに判断を下している，といったことである[29]。

　このように，人はいろいろなバイアス（偏見）に陥りやすいということを考慮しておくことは必要である。自分が自分の価値観に反する行動をとってしまう理由や，その背景にある，見えていないものを知っておくことも，倫理的実践を考えるヒントになるのではないだろうか。

　最後に，本書では認知症当事者が暮らす，あるいは療養する場で起きていることの倫理的課題に対して，「こうあるべき」という規範的な言い方でヘルスケア関係者の行動を抽象的に表すのではなく，何に着眼し，どう考え，どう共有・協働し，具体的な行為がなされたのかにこだわった。抽象的な「善」は，いつどのように適用されるべきか，それ自体では何も教えてはくれないし[30]，「あるべき論」は関わる人々の間に境界線を引き，分断を助長することにほかならないからである。

（3-3〜3-6 節：鶴若麻理）

引用文献

1) 岩城典子（2016）：看護師の意思決定支援：文献に見る現状と課題① 認知症患者の意思決定支援の特徴（長江弘子編，エンドオブライフケアにおける意思決定支援　その人らしく生きぬくために医療者ができること）．看護技術，62 (12)：53-58.
2) ミルトン・メイヤロフ（田村真，向野宣之訳）（1987）：ケアの本質―生きることの意味，ゆみる出版，p. 93.
3) 丹野智文（2021）：認知症の私から見える社会，講談社＋α新書，p. 53.
4) Tsuruwaka, M., Asahara, K. (2018): Narrative writing as a strategy for nursing ethics education in Japan. *International Journal of Medical Education*: 198-205.
5) Kane, R. A., Caplan, A. L. eds. (1990): Everyday Ethics: Resolving Dilemmas in Nursing Home Life, Springer.
6) Powers, B. A. (2003): Chapter 3　Ethics in action. Nursing Home Ethics: Everyday Issues Affecting Residents with Dementia, Springer, p. 61.
7) Bolmsjö, I. A., Sandman, L., Andersson, E. (2006): Everyday ethics in the care of elderly people. *Nursing Ethics*, 13: 249-263.
8) Hasselkus, B. R. (1997): Everyday ethics in dementia day care: Narratives of crossing the line. *The Gerontologist*, 37: 640-649.

9）ケネス・J・ガーゲン（鮫島輝美，東村知子訳）（2021）：関係からはじまる：社会構成主義がひらく人間観，ナカニシヤ出版．

10）ドローレス・ドゥーリー，ジョーン・マッカーシー（坂川雅子訳）（2006）：第二章　自律性と危険回避のための干渉．看護倫理1，みすず書房，p. 45-51．

11）トム・L・ビーチャム，ジェイムズ・F・チルドレス（立木教夫，足立智孝監訳）（2009）：第五章　仁恵．生命医学倫理，第5版，麗澤大学出版会，p. 217．

12）前掲書10），p. 50．

13）水谷桂子（2018）：認知症ケアを再考する─認知症当事者の声から．日本認知症ケア学会誌，17（2）：402．

14）高橋秀実（2023）：おやじはニーチェ─認知症の父と過ごした436日，新潮社，p. 274．

15）井口高志（2020）：認知症社会の希望はいかにひらかれるのか，晃洋書房，p. 101．

16）Fry, Sara T., Veatch, R. M., Taylor, C. (2011)：Case Studies in Nursing Ethics, 4th ed., Jones & Bartlett Learning, p. 35-77．

17）Johnstone, M. J. (2023)：Bioethics: A Nursing Perspective, 8th ed., Elsevier, p. 57-85.

18）前掲書10），p. 9-13．

19）鶴若麻理，長瀬雅子編著（2022）：看護師の倫理調整力─専門看護師の実践に学ぶ，第2版，日本看護協会出版会，p. 7-8．

20）Solis, C., Mintz, K. T., Wasserman, D., Fenton, K., Danis, M. (2023)：Home care in America: The urgent challenge of putting ethical care into practice. *Hastings Center Report*, May；53（3）：25-34．

21）佐藤禮子（2016）：看護実践が体現する看護倫理．日本看護倫理学会誌，8（1）：81-82．

22）フェリックス・オーバーフォルツァージー（原田勉訳）（2023）：「価値」こそがすべて！　ハーバード・ビジネス・スクール教授の戦略講義，東洋経済新報社，p. 323．

23）前掲書9），p. 214-217．

24）前掲書9），p. 395-398．

25）マックス・H・ベイザーマン，アン・E・テンブランセル（池村千秋訳，谷本寛治解説）（2013）：倫理の視角　なぜ人と企業は判断を誤るのか，NTT出版，p. 6．

26）前掲書25），p. 263．

27）前掲書25），p. 55-85．

28）ダニエル・カーネマン（村井章子訳）（2017）：ファスト＆スロー　あなたの意思はどのように決まるのか？（上），早川書房，p. 39-59．

29）前掲書25），p. 88-109．

30）前掲書9），p. 436．

索　引

編者略歴

鶴若麻理

2003 年　早稲田大学大学院人間科学研究科博士後期課程修了
2004 年　早稲田大学人間総合センター助手
2007 年　聖路加国際大学大学院看護学研究科基盤領域（倫理学・生命倫理）助教
2010 年　同大学大学院看護学研究科基盤領域（倫理学・生命倫理）准教授
現　在　同大学大学院看護学研究科生命倫理学・看護倫理学分野教授／
　　　　同大学公衆衛生大学院兼任教授
　　　　博士（人間科学）

那須真弓

2005 年　看護師免許取得
2006 年　医療法人社団（当時）森山医会入職
　　　　回復期リハビリテーション病棟，ICU，HCU を経て，2018 年より「食べる相談室（看護外来）」，
　　　　現在に至る
2019 年　東京女子医科大学大学院博士前期課程老年看護学実践看護学コース修了
　　　　茨城県立医療大学成人看護領域助教，認定看護師教育課程「摂食嚥下障害看護分野」専任教員
現　在　亀田医療大学看護学部老年看護学領域講師
　　　　修士（看護学）
　　　　摂食嚥下障害看護認定看護師（2013 年認定）
　　　　老人看護専門看護師（2019 年認定）

認知症ケアと日常倫理──実践事例と当事者の声に学ぶ

2023 年 11 月 25 日　第 1 版第 1 刷発行　　　　　　　　　　　　　　　　＜検印省略＞

編　者　　鶴若麻理・那須真弓

発　行　　**株式会社 日本看護協会出版会**

　　　　　〒 150-0001　東京都渋谷区神宮前 5-8-2　日本看護協会ビル 4 階
　　　　　〈注文・問合せ／書店窓口〉TEL ／ 0436-23-3271　FAX ／ 0436-23-3272
　　　　　〈編集〉TEL ／ 03-5319-7171
　　　　　https://www.jnapc.co.jp

装　丁　　安孫子正浩

表紙装画　木島桂子

印　刷　　大日本法令印刷 株式会社

© 2023　Printed in Japan　　　　　　　　　　　　　　　　ISBN 978-4-8180-2757-2

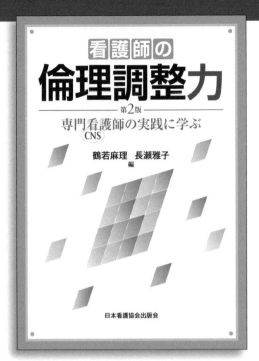

看護師の倫理調整力
第2版
専門看護師の実践に学ぶ
(CNS)

鶴若麻理　長瀬雅子　編

日本看護協会出版会

本文より

「元気なのに
なんで治療をやめたの？」と
家族からいわれるんです

これまで当たり前に
行っていたケアができない

落ち着いて
説明を受けていたようにみえても，
計り知れないショックを
受けていたのだ

私のせいで父をこんな目に
遭わせてしまった

- ▶ 初版未収載の遺伝看護・災害看護領域，COVID-19 対応を含む 8 事例を加え，リニューアル！
- ▶ 複雑化，多様化する臨床現場に溢れる倫理的課題に，医療者はどう対応するか？
- ▶ 13 領域の専門看護師（CNS）による 20 の実践事例をもとに考察！

　臨床における倫理を考察する糸口として，専門看護師（CNS）の役割の一つ「倫理調整」に注目。
「倫理調整」として行った実践事例を，CNS 自身が紹介する。
　その**リアルで具体的な思考プロセス**，患者（当事者）と彼らを取り巻く人々への**アプローチ**を辿ることによって，
日常の臨床においておぼえる**「違和感」**が**倫理的課題**とどう関連しているのか，また，医療者はそれらとどう向き
合っていくのか，そのヒントがみえてくる。

看護師の倫理調整力　第2版
専門看護師の実践に学ぶ

鶴若麻理・長瀬雅子　編

定価**2,420円**
（本体 2,200円＋税10%）

A5判／200頁
ISBN 978-4-8180-2540-0

日本看護協会出版会
ご注文に関するお問い合わせは
コールセンターまで▶▶▶
Tel. 0436-23-3271　Fax. 0436-23-3272
ホームページ▶▶▶ https://www.jnapc.co.jp

日本看護協会出版会 営業
X（旧 Twitter）